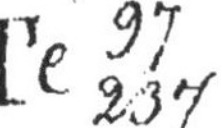

EXAMEN

DES

PRINCIPALES CONTRE-INDICATIONS DE LA LITHOTRITIE.

Les avantages de la lithotritie ont été fort longtemps discutés. On ne trouva d'abord rien de mieux, pour en faire une appréciation rigoureuse, que de soumettre cette méthode encore toute récente de traiter les calculs vésicaux, à un parallèle minutieux avec celle qu'elle aspirait à suppléer dans la pratique. L'époque où cette manière de procéder paraissait éminemment logique était cependant encore peu convenable, et il ne pouvait alors résulter de ce rapprochement que des conclusions au moins prématurées, sinon tout à fait défectueuses. La taille venait de recevoir des perfectionnements importants qui simplifiaient l'exécution et diminuaient les dangers de cette opération si redoutée des malades ; la lithotritie, à peine sortie des mains de ses inventeurs, attendait ces modifications si heureuses qui, par leur rapide succession, ont depuis tant contribué à transformer son caractère primitif. Regardée d'abord comme simplement possible, mais trop insuffisante pour acquérir une importance considérable par la multiplicité de ses applications, elle a, en très-peu d'années, effectué de tels progrès, que son rôle est devenu prédominant. Ce fait est actuellement assez bien établi pour ne pas exiger une démonstration superflue. Nous ne voulons pas non plus refaire, dans un autre sens, ces parallèles qui se résument dans une de ces formules en apparence très-précises, mais, au fond, d'une valeur purement théorique, et laissant toujours subsister les incertitudes qu'elles ont pour objet de dissiper. A plusieurs reprises, on a posé cette question : Quelle est, de la taille ou de la lithotritie, la méthode générale, quelle est l'exception? Et l'on croyait avoir beaucoup fait pour donner au chirurgien une règle de conduite appropriée à toutes ces circonstances, quand on avait résolu le problème en concluant : que la taille, se prêtant aux exigences de tous les cas, était bien réellement la méthode générale, et que la lithotritie, étant assez souvent impraticable, constituait l'exception. Au point de vue de la fréquence de l'application, le contraire est devenu chaque jour une vérité plus évidente, et la taille, sous ce rapport, tend à former une exception de plus en plus rare. Mais la pratique n'a presque aucun fruit à retirer de ces antithèses scientifiques; car elles éclairent fort peu les difficultés des cas particuliers, dont les formes variables se dérobent aussi bien aux arrangements systématiques qu'aux préceptes inflexibles qui en découlent pour le traitement. On ne doit pas, quand il s'agit de manœuvres opératoires utiles, soumises, dans leur emploi, à des règles connues, consacrées par une expérience fréquemment renouvelée, engager la question comme on l'a fait à propos des deux principales manières de délivrer les calculeux : il ne saurait, en ce qui les concerne, pas plus que dans l'appréciation de la valeur respective des divers moyens thérapeutiques, s'agir de rivalités ou de préférences vaguement motivées. Que nous importe de savoir si, en thèse générale, une opération vaut mieux que l'autre? N'est-il pas plus convenable de rechercher en quels cas elle vaut mieux? Est-il aussi avantageux de s'enquérir si l'une doit être la méthode générale et l'autre l'exception, que de bien préciser dans quels cas l'une ou l'autre sera la méthode générale, l'une ou l'autre l'exception[1]? En d'autres termes, le point important est d'apprendre à reconnaître et à

[1] Amussat; Discussion à l'Académie de médecine; *Gazette médicale*, année 1835, tom. III, pag. 332.

fixer les indications, et la méthode préférée sera celle qui permettra de les remplir avec le plus de certitude et de sécurité. C'est en suivant cette marche qu'on peut espérer d'agrandir encore le domaine déjà si large de la lithotritie. Nous ne croyons pas dépasser les limites de la vérité, en affirmant qu'après les perfectionnements de l'appareil instrumental, à l'origine si défectueux, elle doit en grande partie ses progrès au soin pris par ses partisans les plus éclairés, d'établir une relation étroite entre les manœuvres opératoires et les conditions pathologiques et les convenances thérapeutiques. Ainsi, ils ont pu récupérer certains cas dont la gravité bien constatée semblait avoir tout à redouter de l'emploi de leurs procédés. La lithotritie, en effet, n'abdique plus devant une foule de complications qui avaient longtemps imposé des bornes à son extension, et il est aujourd'hui moins nécessaire d'exciter le zèle et la confiance que les médecins ont placée en elle, que de les modérer en prévenant les applications intempestives et compromettantes que l'on pourrait en faire. C'est dans ce but qu'il nous a paru utile de ramener l'attention sur les véritables contre-indications de cette méthode, et de les analyser à l'aide de quelques faits, de manière à établir avec une certaine rigueur la nature des obstacles qu'il serait périlleux pour elle d'affronter.

Il est rare que la présence de calculs dans la vessie ne soit pas l'occasion d'accidents divers; mais il faut que ces derniers soient bien prononcés pour exercer une influence décisive sur les déterminations du chirurgien. Il n'y a donc pas, à proprement parler, de cas simples ; quand on les a admis par opposition aux cas compliqués, il a été bien entendu qu'il ne s'agissait que d'une simplicité relative. Cette distinction a été faite surtout en vue de l'emploi de la lithotritie et d'une exposition méthodique des secours qu'on peut en attendre dans des circonstances variées ; mais elle ne doit pas être considérée comme servant à caractériser deux classes de faits bien nettement séparés et difficiles à confondre. On arrive de l'une à l'autre par des degrés intermédiaires insensibles. Dans l'opération du broiement de la pierre, il est assez commun de voir le traitement enrayé, dans certains cas réputés simples, par l'intervention de troubles imprévus, tandis que des complications évidentes, bien reconnues, ne mettent aucun empêchement sérieux à la destruction complète du corps étranger. Cependant il est impossible de nier qu'il est un ensemble de conditions propres à faciliter l'action des instruments lithotriteurs, et qu'il est heureux de les trouver réunies. Il n'entre pas dans notre objet d'en faire une récapitulation détaillée ; elles seront d'ailleurs suffisamment désignées par la recherche des conditions contraires dans leur rapport avec l'application de ces mêmes instruments. Qu'il nous suffise de dire qu'il est plus commun de les rencontrer depuis l'invention de la nouvelle méthode. C'est un des grands bienfaits de la lithotritie, que d'avoir amené les calculeux à solliciter d'eux-mêmes, et en temps opportun, les secours de l'art; depuis qu'on a été expérimentalement convaincu que la pierre pouvait être attaquée, divisée, expulsée enfin, sans la création d'une voie artificielle, sans effusion de sang, en profitant pour l'atteindre des voies naturelles, les appréhensions sont moins vives et entraînent moins de ces retards qui ont pour conséquences ce délabrement profond des organes et cet épuisement de forces, naguère encore seuls motifs capables d'arracher à certains de ces malades un consentement tardif à des opérations par cela même trop souvent malheureuses. Nous avons fait néanmoins cette remarque, que cette conviction n'est pas aussi générale qu'on aurait dû l'espérer, surtout dans les classes inférieures de la société; et de là vient, sans aucun doute, que les hôpitaux présentent encore un assez grand nombre de ces cas graves qui tendent à disparaître de la pratique civile.

Les complications qu'on y observe sont de plusieurs genres, mais il est rare qu'elles soient isolées ; le plus souvent consécutives les unes aux autres, ou provenant d'une origine commune, elles s'enchaînent, se combinent, s'entremêlent et s'aggravent surtout par leur intrication, au point de constituer des modes pathologiques qu'il est aussi impossible de ranger dans des catégories spéciales que de soumettre à des règles de traitement uniformes. Une analyse sévère est indispensable pour reconnaître le nombre, la nature, les relations des divers éléments morbides qui peuvent donner lieu chacun à des indications particulières et souvent contradictoires ; et ce n'est pas trop du concours de plusieurs ordres de moyens thérapeutiques pour ramener ces faits à un état de simplicité qui permette de mettre en lumière l'indication fondamentale. Ces remarques préliminaires étaient essentielles, avant d'entreprendre l'examen des diverses complications qui sont susceptibles de contre-indiquer l'emploi de la lithotritie, ou tout au moins d'en rendre le succès plus incertain. Pour donner plus de précision et de clarté à cet exposé, il est bon de rechercher en détail les difficultés propres à chacune d'elles et la valeur ou l'impuissance des ressources dont nous disposons pour les atténuer. Mais il ne faut pas oublier combien est fréquente leur combinaison et combien d'entraves elle apporte, non pas tant seulement par la violence d'accidents bien tranchés et prompts à éclater, que par la marche sourde et insidieuse d'altérations profondes, mais latentes.

Il est d'usage de rattacher ces difficultés à trois chefs principaux, suivant qu'elles proviennent du calcul lui-même, des organes génitaux urinaires, de l'état général des individus atteints de cette affection. Sans nous astreindre à le suivre rigoureusement, nous nous conformerons à cet ordre généralement adopté, en nous réservant de donner surtout un plus grand développement aux considérations que nous pourrons étayer d'observations particulières.

I. La lithotritie a pour but de ramener les calculs renfermés dans la vessie, à des proportions telles qu'ils puissent traverser avec facilité le canal destiné à porter au dehors les matières liquides ou solides que cet organe est naturellement ou accidentellement dans la nécessité de contenir. Elle y parvient en divisant le corps étranger en fragments plus ou moins nombreux ; or, il est évident que plus cette opération sera rapide et complète, c'est-à-dire, plus les fragments seront minimes et plus on abrégera la durée de la manœuvre indispensable pour les réduire à de très-faibles dimensions, plus aussi la vessie sera en état de s'en débarrasser, sans avoir à subir trop de souffrances ni à déployer des efforts trop répétés. Ce résultat si avantageux s'obtient quelquefois avec des pierres petites et friables : une seule séance, même avec les instruments ordinaires, suffit, dans ces conditions, pour amener une guérison définitive. A plusieurs reprises, on a pu aussi concevoir l'espérance que le volume et la consistance du calcul n'apporteraient plus aucun retard à sa destruction et à son expulsion hors du réservoir de l'urine. MM. Arthaud et Guillon ont successivement proposé des instruments qui, en quelques minutes, réduisaient en poudre des pierres très-grosses et très-dures. Mais les expériences faites sur le cadavre n'ont pas reçu, des applications sur le vivant, une sanction suffisante pour qu'on regarde cette simplification comme définitivement acquise. Jusqu'à présent les dimensions et la dureté excessives ou le nombre trop considérable des calculs, sont encore rangés parmi les complications qui, dans la détermination du meilleur mode de traitement à employer, doivent le plus faire hésiter sur le choix de la méthode.

Comme ces qualités du corps étranger sont fort variables, on a jugé utile, du moins en ce qui concerne le *volume*, d'établir certaines limites destinées à servir de guide dans cette appréciation. C'est ainsi que M. Ségalas a divisé les calculs urinaires, sous ce rapport, en quatre catégories, les plus petits étant au-dessous de dix lignes, les plus gros au-dessus de vingt ; d'après lui, ces derniers ne devraient pas être en général attaqués par les instruments lithotriteurs. Il serait trop facile de prouver par des exemples combien d'exceptions souffre cette règle, et M. Civiale n'a pas craint d'élever cette limite jusqu'à vingt-cinq lignes ; il convient donc d'envisager d'une manière différente ce qui a trait à cet excès de développement. Un calcul trop volumineux expose à deux sortes d'inconvénients, quand on le traite par la méthode du broiement : il peut être très-difficile à saisir à l'aide d'un instrument lithotriteur, et il faut renouveler fréquemment les séances avant qu'il ne soit entièrement extrait de la vessie. Mais, en premier lieu, la difficulté qu'on éprouve à le fixer entre les mors du lithotribe ne provient évidemment pas de l'étendue considérable de ses diamètres, car l'écartement dont les branches sont susceptibles est toujours assez grand, si l'on emploie les divers modèles du brise-pierre de M. Heurteloup, pour permettre à d'énormes calculs de s'y introduire sans trop de peine. Elle tient seulement à l'impossibilité de les éloigner les uns des autres, de les faire jouer, par suite du défaut d'espace entre le corps étranger et les parois vésicales. Cet intervalle, nécessaire au jeu de l'instrument, existe quelquefois, malgré la présence de pierres très-fortes, parce que le réservoir ordinaire, doué alors d'une tolérance toute spéciale, ne ressent de sa présence aucun dommage notable et conserve un certain degré de dilatabilité, tandis qu'une concrétion encore à peine formée, excite souvent la sensibilité et la contractilité de ce viscère, au point d'amener un raccornissement qui s'oppose à toute distension préalable et à l'introduction de l'instrument, même fermé. En conséquence, ce n'est pas le volume du calcul en lui-même qui constitue une contre-indication à la lithotritie, mais ce volume considéré relativement à la capacité et à la tolérance de la vessie ; c'est donc l'état de cette dernière qu'il faut consulter avant tout, et c'est de cet état qu'il faut tirer les vrais motifs de la détermination à prendre.

Sans doute, les plus gros calculs se trouvent plus d'une fois dans les vessies les moins spacieuses, les plus contractées, les plus malades ; en sorte qu'il semble rationnel d'admettre que l'exagération de leurs dimensions est en général défavorable à la méthode du broiement ; mais, comme cette coïncidence n'est pas nécessaire, ainsi que nous l'avons déjà dit ; comme il est certain que le resserrement des parois de l'organe contenant peut être provoqué par une cause matérielle très-légère, notre conclusion n'en reste pas moins la même, par rapport au degré d'importance extrême qu'acquiert ce dernier élément. Les calculs très-considérables pourront être soumis à l'action du brise-pierre, tant que les membranes vésicales n'auront pas subi des altérations matérielles irrémédiables, ou ne seront pas le siége d'une susceptibilité vitale prompte à se réveiller à la moindre occasion.

En favorisant par la répétition des séances le retour périodique des dangers qui résultent de ces dernières complications, le volume semble aussi présenter un second inconvénient, qui ne lui appartient pas plus en propre que le précédent; car si la vessie est saine ou très-légèrement affectée, on peut multiplier, avec les précautions que la prudence indique, le nombre de ces séances nécessaires pour achever la destruction successive du corps étranger; et si elle est au contraire facilement irritable, la seule introduction de l'instrument faite dans un simple but d'exploration suffit parfois pour faire éclater les accidents les plus graves. Un exemple va nous montrer combien il y a peu à redouter du volume excessif de la pierre, aussi bien au point de vue de la possibilité que du renouvellement de la manœuvre opératoire.

OBSERVATION I.

Calcul très-volumineux ; catarrhe vésical. Lithotritie sans accidents notables. — Guérison après vingt-trois séances.

Querbes, de Montpellier, ouvrier imprimeur, âgé de 21 ans, né de parents sains, d'un tempérament lymphatico-sanguin, n'ayant jamais éprouvé que les symptômes d'une hypertrophie du cœur, pour laquelle il avait été réformé, entra à l'Hôtel-Dieu Saint-Éloi le 5 juin 1849. Quelques mois auparavant, pendant un voyage qu'il avait fait dans une voiture mal suspendue, il avait senti des douleurs assez vives dans la vessie, et depuis, ses urines étaient devenues catarrhales. Traité sans avantage pour une cystite chronique, il fut sondé, et l'existence d'un calcul fut constatée. Cependant les douleurs n'étaient pas excessives ; il n'y avait jamais eu rétention d'urine, mais besoin fréquemment répété d'expulser ce liquide ; sentiment de pesanteur vers le rectum, prurit à l'extrémité de la verge, qu'il cherchait à calmer par des tiraillements presque continuels. A son entrée à l'hôpital, on constata de nouveau par le cathétérisme l'existence du calcul vésical ; la sonde n'éprouva aucun obstacle à parcourir le canal de l'urètre et la vessie, quoiqu'elle heurtât constamment contre le corps étranger ; il n'y eut un peu de douleur qu'au moment où elle franchit le col de cet organe. L'urine était épaisse, et laissait déposer une assez grande quantité de mucus.

Le 6, M. le professeur Bouisson fit une séance d'exploration avec le lithotriteur à pignon nº 2 ; une injection préalable abondante fut bien supportée et conservée ; le calcul fut saisi dans plusieurs sens, et tous ses diamètres présentèrent une grande étendue. Après l'avoir soumis à la pression et entamé légèrement, l'instrument fut retiré au bout de trois minutes, parce que le malade ne pouvait plus retenir le liquide injecté. Dans la journée, il rendit trois petits fragments. Cette séance ne fut pas suivie d'accidents notables. Le malade éprouva cependant pendant plusieurs jours un peu de malaise, de la fièvre même ; mais rien, du côté des organes génito-urinaires (vessie ou reins), n'indiqua un trouble sérieux; l'urine elle-même n'était pas plus altérée que précédemment. Vers le 15, il éprouva des douleurs vagues dans différentes parties du corps, et la fluxion se porta sur le poignet droit. Mais, dès le lendemain, le calme était revenu et l'amélioration s'étant soutenue, M. Bouisson put soumettre le malade à une nouvelle séance.

22. Deuxième séance (quatre minutes). L'injection fut bien conservée, les premières manœuvres bien supportées, mais les dernières un peu pénibles. Le calcul, saisi toujours sous de grands diamètres, céda, à plusieurs reprises, à l'action de l'instrument. Les suites furent très-simples; un assez grand nombre de fragments furent expulsés; il se déclara à peine un peu de fièvre, et les urines devinrent même plus limpides.

25. Troisième séance (quatre minutes). Même facilité à saisir et à broyer les fragments; nécessité de cesser après quatre minutes. De nouveaux débris furent rendus sans peine, et nous n'eûmes rien à noter qu'un peu d'irritation du côté du testicule, qui disparut rapidement.

Le 6 juillet, une quatrième séance fut aussi fructueuse que les précédentes; mais trois fragments s'étant arrêtés dans le canal, le malade ressentit des souffrances assez vives : l'un d'eux, très-gros, qui siégeait derrière le méat, ayant été extrait à l'aide de pinces, les deux autres furent entraînés par l'urine.

Depuis ce moment, Querbes, étant sorti de l'hôpital, fut traité en ville par M. le professeur Bouisson, avec lequel nous avons pu le voir quelquefois. Dix-neuf séances furent encore nécessaires pour le débarrasser en entier de tous les débris du calcul : elles furent faites à la distance de cinq jours les unes des autres. Il ne survint d'autres accidents que l'arrêt momentané de certains fragments dans divers points du canal de l'urètre. La masse en était réellement considérable et représentait une pierre des plus volumineuses. Le catarrhe de la vessie disparut bientôt après, et le malade, entièrement délivré, ainsi que plusieurs explorations permirent de s'en convaincre, est resté plus de cinq ans soumis à l'observation du chirurgien habile qui l'avait opéré, sans qu'aucun indice révélât une menace de récidive ou la souffrance des voies urinaires.

Sans nous arrêter à la coexistence d'un catarrhe vésical qui semblait devoir rendre plus laborieuse l'application de la lithotritie dans ce cas, et sur lequel nous nous réservons de revenir plus tard, nous avons à noter ici surtout les dimensions peu communes du calcul. Mais la vessie, malgré un certain degré d'irritation, n'ayant mis aucun obstacle à l'écartement des branches de l'instrument, le corps étranger a pu être fixé dès la première tentative et céder à l'action de ses mors. La répétition de la manœuvre à de courts intervalles et à *vingt-trois* reprises différentes, n'a suscité aucun accident alarmant, et le succès définitif n'a pas été obtenu au prix de souffrances ni trop vives ni trop prolongées. Le volume de la pierre, à moins qu'il ne soit démesuré, ne saurait donc par lui-même présenter en général des difficultés tout à fait insurmontables. A cet égard, nous ne craignons pas d'avancer que la lithotritie n'est réellement pas fort inférieure à la lithotomie. En effet, bien que l'on cite certains exemples de calculs énormes extraits de la vessie au moyen de la taille pratiquée au périnée suivant diverses méthodes, il est aujourd'hui bien reconnu que celle de Dupuytren, modifiée par Senn, qui offre l'avantage de faire à la prostate la plus large ouverture sans dépasser la circonférence de cette glande, ne permet cependant pas de retirer des pierres dont le plus petit diamètre excède vingt lignes[1]. Or, nous avons déjà fait voir précédemment que la lithotritie, dans ces circonstances, était loin d'être impuissante. Est-ce à dire néanmoins qu'elle peut prétendre à suppléer aussi la cystotomie dans des cas où le volume du corps étranger dépasse encore ces limites? Mais, à mesure qu'il prend un plus grand développement, l'intervalle libre qui le sépare des parois de la vessie se rétrécit, et les mouvements de l'instrument dans la cavité de celle-ci deviennent moins faciles. Alors même que les branches s'éloigneraient assez l'une de d'autre pour saisir le calcul, elles n'exerceraient plus, à cause même de cet éloignement trop étendu, une pression assez énergique pour vaincre toujours sa résistance, quelque puissant que fût le mécanisme

---

[1] Nous n'ignorons pas, qu'avec la taille quadrilatérale de M. Vidal, on peut faire à la prostate une ouverture plus étendue, à l'aide de quatre incisions, dont deux sont inférieures obliques et deux supérieures obliques, et par conséquent ramener des calculs plus volumineux; mais cette méthode n'a encore en sa faveur qu'un trop petit nombre de faits pour ne point être regardée comme tout à fait exceptionnelle. D'ailleurs, les deux cas les plus remarquables que cite son inventeur, et qui appartiennent à M. Rolland, de Toulouse, consistent dans l'extraction de deux pierres qui avaient dans leur plus petit périmètre, l'une 66 et l'autre 68 lignes. Ce ne sont pas des dimensions inabordables pour les instruments lithotriteurs.

employé pour les faire agir. Il faut donc bien avouer que, sous le rapport du volume du corps étranger, il est des cas qui échappent à l'application de la lithotripsie et dans lesquels la taille fournit encore quelques secours; car s'il est impossible parfois de lui créer une voie par le périnée, il y a encore moyen de l'entraîner au dehors en divisant la paroi antérieure de la vessie au-dessus du pubis. Hâtons-nous de dire cependant que la cystotomie sus-pubienne n'est, à nos yeux, qu'une ressource extrême, moins pénible dans l'exécution que redoutable par ses suites, d'un emploi extrêmement borné, et destiné à devenir de plus en plus rare. Malgré les perfectionnements nombreux récemment tentés pour faciliter la manœuvre opératoire et prévenir les graves accidents qui y sont nécessairement attachés, elle n'a pu se dépouiller du caractère étroit d'une sorte de spécialité, et les succès invoqués en sa faveur appartiennent presque tous à certains hommes qui, en l'adoptant d'une manière exclusive, ont réussi dans des occasions où souvent toute autre méthode aurait donné, avec moins de périls, des résultats aussi favorables. Les avantages qu'on peut en espérer sont par conséquent entourés de dangers trop certains pour qu'il soit légitime de s'en prévaloir pour constituer la lithotritie à l'état d'infériorité bien prononcée, quand il s'agit de traiter des calculs d'une dimension excessive. Elle permet sans doute de triompher d'une difficulté que cette dernière est réellement impuissante à surmonter; mais on doit tant redouter d'en rechercher les services, pour les motifs déjà signalés, que nous nous croyons en droit de conclure que la difficulté subsiste alors également pour la taille considérée d'une manière générale.

Il nous paraît parfaitement inutile, après ce que nous venons de dire sur le volume du calcul comme contre-indication de la lithotritie, d'examiner si le *nombre* doit être à son tour envisagé de la même manière. Plusieurs calculs primitivement indépendants et renfermés en même temps dans la vessie, représentent un calcul très-volumineux qui aurait été réduit, après une ou plusieurs séances de broiement, en un nombre plus ou moins considérable de fragments. Or, ce que l'on fait pour ces derniers, après cette division préliminaire, on doit le faire avec non moins de facilité pour de petites pierres isolées, que l'on est toujours sûr de saisir sous un diamètre plus commode et de broyer avec plus de rapidité qu'une pierre très-grosse. La répétition de séances nécessaires pour arriver à les briser successivement en entier, n'offrira pas plus d'inconvénients dans un cas que dans l'autre : il y aura seulement, dans celui-là, cet avantage que les premières seront moins laborieuses et plus immédiatement efficaces.

La *dureté* du calcul est rarement telle qu'il résiste à la pression des branches ; la percussion, du reste, finit presque toujours par le faire éclater quand il n'a pas cédé à l'action du pignon ou des autres moyens qui tendent à rapprocher les branches d'une manière graduelle et continue. Il faut être bien averti que la percussion doit souvent être réitérée, séance tenante, un très-grand nombre de fois, avant que le corps étranger ne se divise. Le professeur Sèrre nous citait un fait de sa pratique dans lequel il avait été obligé de donner près de quatre-vingts coups de marteau pour entamer un calcul, qu'il parvint ensuite à détruire entièrement en assez peu de temps. Si l'on ajoute que les calculs très-durs sont peu communs et surtout peu volumineux, on sent bien qu'ils doivent bien rarement devenir une contre-indication à la lithotritie.

Peut-on être aussi explicite quand les calculs ont pour noyau un corps étranger introduit par les voies naturelles jusque dans la vessie? Dans les cas de ce genre, relativement peu nombreux, beaucoup plus cependant qu'on ne serait porté à l'imaginer, si on ajoute à ceux qui proviennent d'un accident opératoire ceux dont la présence se rattache à une perversion honteuse de l'instinct génésique, la conduite du chirurgien est fort difficile à tracer, et le choix de la méthode subordonné à des conditions particulières trop multipliées et trop diverses pour reconnaître une seule et même règle. En principe, l'extraction, sans incision des tissus, d'un corps étranger porté du dehors dans la cavité vésicale, n'est pas au-dessus des ressources de l'art, quand elle est essayée avant la formation des couches auxquelles il ne tarde pas à servir de base. L'invention de la lithotritie avait été, depuis bien longtemps, précédée de tentatives heureuses de ce genre, et l'on peut même dire que les instruments appropriés, à l'aide de modifications plus ou moins ingénieuses, aux exigences des observations si variées, recueillies à ce sujet, n'avaient pas été étrangers, soit à la découverte, soit au perfectionnement de la nouvelle méthode; mais il est juste d'admettre aussi que cette dernière a considérablement augmenté les ressources que nous possédions déjà et fourni des moyens à la fois plus nombreux et plus parfaits, de ramener au dehors les objets qu'une main inhabile, imprudente ou coupable, avait laissés pénétrer dans le réservoir de l'urine. Avant de les indiquer sommairement, nous devons cependant faire observer que le dépôt de matières salines ou autres qui entoure, au bout d'un certain temps, les objets ainsi égarés, constitue une complication capable de rendre l'extraction moins opportune et surtout plus dangereuse que la taille elle-même. On ne doit, en effet, chercher à les retirer qu'après les avoir d'abord dépouillés des couches sur-ajoutées qui, exagérant leurs dimensions, ne permettent plus de leur faire parcourir en sens opposé la voie qu'ils ont suivie pour arriver dans l'organe où ils séjournent. La lithotritie est donc alors une opération préliminaire indispensable et généralement facile, parce que les calculs ainsi formés sont d'ordinaire friables; mais elle est pour les parties, au travers et au milieu desquelles agissent les instruments de broiement, une cause de fatigue, d'irritation même, qui, suivant la composition, la forme ou d'autres qualités physiques du corps étranger, s'exaspèrent au contact de ce dernier avec des membranes déjà mal disposées à le tolérer. Les manœuvres consécutives, nécessaires pour saisir et entraîner au dehors ce corps préalablement dépouillé de sa coque pierreuse, auront lieu dès-lors dans des conditions défavorables et certainement inférieures à celles qui succèdent immédiatement à son introduction.

Il ne faudrait pourtant pas admettre que des accidents de cette nature doivent toujours et nécessairement survenir. On conçoit parfaitement la possibilité de broyer rapidement le calcul et d'en mettre à nu le noyau, sans en provoquer l'apparition; la faible épaisseur du dépôt et surtout la nature même de ce noyau, son petit volume, sa forme arrondie, une consistance médiocre, doivent être comptés parmi les circonstances les plus propres à en mettre à l'abri; il arrive même alors qu'il se laisse écraser avec les couches plus résistantes qui lui servent de revêtement extérieur, et l'on n'a plus à s'occuper d'une autre opération pour en débarrasser définitivement le malade. Celle-ci devient, au contraire, indispensable quand il présente une forme allongée, mais avec des modifications dans le procédé d'extraction, nécessitées par les divers degrés de flexibilité et de mollesse ou de rigidité qui lui sont propres.

Dans le premier cas, on peut lui faire franchir l'ouverture interne et parcourir les diverses courbures du canal de l'urètre, après qu'il a été saisi plus ou moins près d'une de ses extrémités, soit à l'aide du litholabe, soit avec un lithoclaste à mors larges; la nécessité de n'extraire le corps étranger qu'après avoir détruit une enveloppe pierreuse surajoutée, ne rendra pas l'opération plus pénible. Lallemand retira de la vessie d'un homme, avec la plus grande facilité, à l'aide du lithotriteur à deux branches, un cordon de soulier en lanière de cuir; et, lors même qu'on serait obligé de faire précéder cette manœuvre de quelques séances d'écrasement, il conviendrait d'imiter la conduite de ce chirurgien. Dans le second, il serait imprudent de le tenter ainsi, parce que ce corps étranger, rectiligne et résistant, serait d'abord très-difficilement ramené dans une direction propice pour s'engager dans le col de la vessie, et, même après y avoir pénétré, ne s'accommoderait nullement aux flexuosités du conduit urinaire. Quel que soit l'instrument employé dans le but de l'extraire, il arrive presque toujours que, fixé entre les branches de celui-ci par un des points de sa longueur, il est ramené vers la paroi antérieure de la vessie dans un sens plus ou moins rapproché du sens transversal ou antéro-postérieur, de telle manière qu'il déborde par ses deux bouts, soit d'un côté à l'autre, soit en avant et en arrière, l'ouverture à franchir. M. Civiale est parvenu plus d'une fois cependant, avec son litholabe, à éviter cet inconvénient : il a pu, après des recherches répétées, saisir certains corps étrangers très-durs et très-rigides, par une de leurs extrémités, entre les branches de son instrument de prédilection, et les ramener ainsi hors de la vessie ; mais il n'a pas trouvé beaucoup d'imitateurs. M. Leroy d'Étiolles, pour faciliter la manœuvre qui consiste, dans ce cas, à placer le corps étranger dans la direction de l'instrument qui est chargé d'en faire l'extraction, a fait subir à la pince à pansement ordinaire, à la pince de Hunter et au lithotriteur de M. Heurteloup, des modifications ingénieuses qui n'ont pas été jusqu'ici souvent utilisées. On a même renoncé généralement à atteindre un pareil résultat, toujours fort laborieusement réalisé.

Lorsque ce corps, allongé et rigide, est susceptible d'être divisé, on conseille de le réduire en fragments avec un percuteur dont la branche mâle présente, dans la portion courbe, deux bords tranchants, et l'on conçoit que des morceaux de bois ou des objets plus fragiles, pourvu qu'ils n'aient pas une trop grande épaisseur, puissent céder en effet, et être ensuite retirés ou expulsés en détail. Mais l'application de ces divers instruments exige toujours des manœuvres plus ou moins répétées, et il nous paraît préférable d'avoir recours à des moyens qui permettent de donner au corps étranger une direction convenable, sans qu'il soit nécessaire de le saisir par une de ses extrémités, mais en le prenant en travers et de manière toutefois qu'il puisse cheminer dans le canal de l'urètre sans en offenser les parois. C'est ce qu'on obtient en ployant en deux les corps étrangers qui en sont susceptibles, avec cette précaution de donner à cette courbure un sens tel que les deux bouts regardent la paroi postérieure de la vessie et soient parallèles, autant que possible, à l'axe de l'instrument. Cette indication a été remplie, en grande partie, par une modification bien simple, introduite par Delmas, ancien professeur de notre Faculté, dans le lithotriteur ordinaire : il a renversé les dispositions de la partie coudée, en sorte que la branche mâle, au lieu d'être placée du côté de la concavité et en avant de la branche femelle, vient, quand on rapproche les deux branches, se loger dans une rainure de la convexité de cette dernière. Toutefois, l'utilité de cet instrument, incontestable chez la femme dont le canal de l'urètre, court, large et dilatable, n'offre aucun obstacle à l'extraction d'un corps étranger d'assez grande dimension saisi de cette manière, est évidemment restreinte chez l'homme, comme nous l'ont démontré deux faits que nous avons pu recueillir.

En premier lieu, la question du volume, presque indifférente, à de rares exceptions près, chez la première, mérite au contraire, chez le second, une grande attention. Un corps étranger introduit dans le sens longitudinal jusque dans la vessie, alors que son plus petit diamètre était à peu près égal au diamètre transverse du canal, ne pourra plus le parcourir de nouveau en sens inverse, les autres conditions de l'extraction étant du reste remplies, quand il aura éprouvé une inflexion sur lui-même, qui aura doublé l'étendue de ce petit diamètre. C'était le cas d'un malade récemment délivré, par M. le professeur Bouisson, d'un calcul qui avait pour noyau un bâtonnet de saule de un décimètre de long et d'une épaisseur aussi grande que la partie la plus dilatée de l'urètre. Sans doute, la lithotritie aurait fait rapidement disparaître les concrétions qui l'avaient recouvert; mais après l'avoir ainsi dépouillé, l'opérateur se serait trouvé en face d'obstacles qui lui auraient rendu l'extraction impossible et la lithotomie nécessaire. Or, il est au moins douteux que cette dernière, pratiquée après l'écrasement de la pierre et des tentatives d'extraction, eût donné un résultat bien satisfaisant. En faisant, sans essai préalable d'aucun autre genre, la taille médiane, cet habile chirurgien eut le double avantage de retirer, en une seule séance, la pierre, le corps qui lui servait de noyau, et une forte aiguille en cuivre qui avait été introduite postérieurement, et de compter un nouveau succès, aussi remarquable par la simplicité que par la rapidité de la guérison, dans l'application d'une méthode que sa pratique et ses travaux ont pour ainsi dire restaurée. Ainsi, le volume de l'objet qui a déterminé la formation d'un calcul vésical, constitue, quand il doit dépasser les dimensions du calibre de l'urètre, après avoir subi la duplicature que l'instrument de M. Delmas est destiné à lui imprimer, une contre-indication à la lithotritie, les autres moyens d'extraction antérieurement connus étant inférieurs à celui-ci. Mais ce n'est pas la seule circonstance où l'on soit obligé de renoncer à l'employer.

On ne devra jamais s'en servir pour ramener au dehors un corps étranger métallique d'une certaine longueur, quoique très-mince et très-flexible. Nous avons vu le professeur Serre chercher, par des expériences à ciel ouvert, à s'assurer de la position qu'une longue épingle d'Allemagne prenait entre les branches de cet instrument. Elle venait constamment se placer au point de jonction de la partie courbe et de la partie droite des branches; et quand, en retirant à lui la branche mâle, il en avait courbé et engagé la portion moyenne dans la fenêtre de la branche femelle, les deux extrémités se dirigeaient constamment, non pas directement en arrière, dans le sens de l'axe de la portion droite de l'instrument, mais obliquement en bas et en arrière. Il résultait de cette disposition, qui se reproduisait inévitablement avec tous les corps métalliques plus ou moins semblables au premier, qu'on n'aurait pu les ramener au dehors qu'en déchirant profondément le col de la vessie et les parois du canal de l'urètre. Constater une pareille éventualité, c'était renoncer d'avance à utiliser un procédé si avantageusement appliqué dans un autre cas. Ainsi agit en effet le professeur Serre, dans le fait suivant :

Observation II

Calcul vésical formé sur une grosse épingle de cuivre. Taille médiane; extraction incomplète du calcul. Péritonite; abcès du bassin. — Mort. Autopsie.

Le 26 septembre 1847 entre, à l'Hôtel-Dieu Saint-Éloi, le nommé Jacques Renac, berger du Cantal, âgé de 34 ans. Il raconte que, se livrant depuis longtemps à la masturbation, il eut l'idée, deux ans auparavant, de s'introduire dans le canal de l'urètre une épingle ordinaire, afin de provoquer des sensations que l'abus avait rendues moins agréables et moins vives. L'érection et l'éjaculation eurent lieu; mais le corps étranger tomba dans la vessie. Il n'en éprouva, du reste, aucun inconvénient appréciable. Six mois après, rassuré par l'innocuité de son premier essai, il introduisit de nouveau dans l'urètre une grosse épingle en cuivre jaune, qui arriva encore dans le réservoir de l'urine. Cette fois encore, aucune souffrance ne se manifesta d'abord; mais, au bout de six mois, des douleurs se firent sentir à la région hypogastrique et devinrent de jour en jour plus aiguës et plus rapprochées. L'excrétion de l'urine était pénible, difficile; elle ne s'effectua ensuite que goutte à goutte. La santé générale s'affaiblit, et le malade, ne pouvant plus se livrer à aucun travail, se décida à se rendre à l'hôpital de Montpellier. Les symptômes précédemment indiqués sont alors bien prononcés; il existe, en outre, du ténesme du côté de l'anus et un éréthisme général fort intense. Après quelques jours de repos et d'un traitement calmant, il est soumis au cathétérisme explorateur, qui fait constater dans le bas-fond de la vessie une pierre d'une assez grande dimension. Cette opération préliminaire, supportée avec beaucoup d'impatience, détermine un tremblement dans tout le corps et une exaspération des douleurs vésicales, que le malade cherche à calmer en s'accroupissant sur son lit. Des potions calmantes, des lavements huileux, des injections dans la vessie avec une décoction de feuilles de jusquiame, finissent par ramener un peu de calme. M. Serre en profite pour opérer le malade.

Après s'être assuré, à l'aide des expériences que nous avons déjà mentionnées, que le corps étranger ne pourrait être extrait sans dilacérer les conduits naturels, si on essayait de délivrer le malade à l'aide de la lithotritie, il se décide à pratiquer l'opération de la taille médiane. Le malade est préalablement soumis aux inhalations d'éther, et tombe assez rapidement dans le sommeil anesthésique. L'opération ne présente quelques particularités dignes d'être notées, qu'au moment de l'extraction du calcul. Celui-ci se brise sous l'action des tenettes, et M. Serre a beaucoup de peine pour en ramener plusieurs fragments à l'extérieur. S'apercevant même que la nécessité d'introduire, à diverses reprises, cet instrument dans la vessie a déterminé chez le malade une grande fatigue et un commencement de collapsus, qu'il lui paraît dangereux de prolonger, il renonce à extraire un gros débris de calcul encore attaché au corps étranger, et fait rapporter le patient dans son lit.

Les deux premiers jours qui suivirent l'opération ne furent signalés par aucun phénomène important, si ce n'est que le malade, profondément abattu, paraissait indifférent à tout ce qui l'entourait. Mais le troisième jour, il commence à signaler des douleurs dans la profondeur du bassin, et surtout à la région hypogastrique; le ventre se tuméfie; le pouls est petit, fréquent, serré; le facies est grippé. Ces signes de péritonite et d'inflammation profonde du tissu cellulaire du bassin deviennent plus évidents le lendemain, et, malgré l'application de sangsues, des frictions mercurielles et belladonées, persistent les jours suivants. Le malade succombe le huitième jour après l'opération.

A l'autopsie, nous constatons la présence d'une assez grande quantité de pus dans le tissu cellulaire qui environne la vessie et le rectum. La portion prostatique de l'urètre a été divisée sur la ligne médiane; l'incision s'étend jusqu'au col de la vessie, mais elle n'atteint pas la paroi antérieure de l'intestin. La cavité de la vessie contient une grosse épingle jaune, dont plus de la moitié est encore recouverte du reste de la pierre. Celle-ci, à en juger d'après ce débris, devait avoir plus de sept centimètres dans son plus grand diamètre, et trois dans le plus petit; elle est excessivement friable. Les recherches les plus attentives ne peuvent faire découvrir l'autre épingle, que le malade prétendait avoir aussi introduite dans la vessie. Comme elle était d'une moindre dimension, il est fort probable qu'elle a été expulsée à son insu avec l'urine. Le péritoine est enflammé et couvert de fausses membranes dans l'excavation du petit bassin et à la région hypogastrique; il contient aussi un peu de matière purulente.

Avant d'indiquer comment il est aujourd'hui possible d'éviter les difficultés qui, dans ce cas, mirent le professeur Serre dans la nécessité d'opter pour la taille, malgré son désir, trop bien justifié par l'événement, d'avoir recours aux moyens d'extraction par les voies naturelles, il convient d'exposer rapidement la part qui revient, dans ce fâcheux résultat, à la méthode générale dont le choix fut imposé par l'insuffisance bien constatée des instruments lithotriteurs les plus parfaits de cette époque, et au procédé opératoire particulier que le chirurgien crut devoir préférer. La taille médiane y a-t-elle réellement contribué, en suscitant des dangers spéciaux et faisant naître des accidents inhérents à son application? Les détails de l'observation font connaître que ces dangers et ces accidents furent de ceux qui n'appartiennent en propre à aucun des modes si divers de pratiquer la lithotomie, de ceux que l'on peut avoir à redouter, dans des proportions variables seulement, à la suite de l'exécution de chacun d'eux. Tous exposent également à la péritonite, aux abcès du bassin; et parmi les moins susceptibles de provoquer ces complications, on doit certainement compter celui qui fut adopté: il ne saurait donc être responsable des suites malheureuses de l'opération. On pourrait toutefois se demander si, à un autre point de vue, il n'aurait pas mérité quelques reproches? On a vu, en effet, que le calcul formé autour du corps étranger n'avait été retiré qu'en partie après s'être brisé sous la pression des tenettes; le fragment le plus volumineux, attaché à l'épingle, était resté dans la vessie. Cet inconvénient n'a-t-il pas eu pour cause la faible étendue de l'ouverture prostatique que donne la taille médiane? Évidemment non; car l'extraction de la pierre, qui avait été faite d'abord par fragments, aurait pu être terminée de la même manière si des accidents généraux n'avaient forcé le chirurgien à s'arrêter avant d'avoir entièrement débarrassé cet organe. Au moment où cette méthode spéciale reprend faveur, grâce à l'initiative de l'un de nos maîtres, il nous a paru opportun de démontrer qu'il ne serait pas légitime de lui imputer les conséquences funestes dont cette observation nous offre un exemple. Elles relèvent certainement de l'application de la cystotomie, sans être autorisé à croire qu'aucun de ses nombreux procédés eût donné des garanties plus sérieuses de succès, alors que nulle autre ressource ne pouvait être à cette époque invoquée. Depuis, les obstacles qui, dans cette circonstance, firent rejeter la lithotritie, ont été heureusement surmontés. M. le professeur Courty ayant à traiter un jeune soldat qui avait une épinglette de fer dans la vessie, résolut d'en faire l'extraction.

Appréciant avec beaucoup de sagacité les indications à remplir pour arriver à ce résultat, il sentit la nécessité, non-seulement de saisir le corps étranger dans un des points de sa longueur, de le plier ou de le tordre de manière que ses deux extrémités fussent dirigées en arrière, mais surtout de les ramener dans le sens du canal de l'urètre et d'en préserver les parois de tout contact avec elles.

L'instrument qu'il inventa à cette occasion, avec le concours de M. Duverger[1] et qui fut appliqué avec le plus grand succès, se composait : 1° d'une tige centrale terminée par un crochet mousse pour accrocher l'épinglette; 2° d'une seconde tige ou mandrin aimanté, creusé d'une rainure où glissait la tige cen-

---

[1] Voir Courty; *Compte-rendu de la clinique chirurgicale*, pag. 226, et *Bulletin de l'Académie de médecine de Paris*, tom. XVI, pag. 301-307, et pag. 594-601, rapports de M. Ségalas.

trale, et terminé en dehors par une vis de rappel à laquelle s'adaptait un manche traversé d'un écrou; il avait pour objet d'exercer une attraction sur le corps métallique et de lui offrir un point d'appui afin d'en faciliter la torsion; 3° enfin, d'une canule agissant dans le même sens par son extrémité vésicale, mais destinée principalement à le recevoir et à protéger les parties molles. Nous n'avons pas à étudier tous les détails de son mécanisme, mais nous constatons que les conditions dont l'absence ne permirent pas au professeur Serre d'utiliser l'instrument de M. Delmas, y sont rigoureusement réalisées : il représente donc un véritable progrès dans l'histoire de la lithotritie, puisqu'il réduit le nombre de ses contre-indications. Notons cependant que, suivant une remarque déjà précédemment formulée, le maniement de cet instrument nouveau, quand le corps étranger, à l'extraction duquel il peut être employé, s'est entouré d'une couche plus ou moins épaisse de sels urinaires, doit offrir moins d'avantages que dans la circonstance où son inventeur le fit manœuvrer pour la première fois; et convenons que, s'il est appelé à étendre les applications de la lithotritie, ses usages seront encore assez restreints, à cause de la diversité même des objets venus du dehors dans la vessie et propres à former le noyau de calculs. A cet égard, on peut dire que l'impuissance des moyens actuellement connus sollicitera fréquemment de nouvelles inventions, et que l'indication de cette méthode, dans des faits analogues, dépendra plus souvent de la fertilité de l'imagination des chirurgiens, que de l'art de faire fonctionner avec dextérité des instruments antérieurement éprouvés. En insistant sur ce sujet, nous avons voulu faire voir combien, sous ce rapport, se sont accrues nos ressources, mais en même temps combien de progrès sont encore nécessaires pour faire disparaître en entier de la liste des cas réfractaires à leur emploi, cette variété de concrétions urinaires.

II. Dans l'exécution de la lithotritie, on n'a pas seulement à tenir compte des qualités physiques des calculs vésicaux; elles ne dominent pas, à beaucoup près, les applications de cette méthode autant que les altérations organiques et vitales du canal que les instruments doivent parcourir, que celles du réservoir au milieu duquel ils sont destinés à fonctionner, et même que l'état pathologique, antérieur ou consécutif à ces manœuvres, de parties plus ou moins éloignées, mais unies à l'appareil génito-urinaire par une de ces sympathies promptes à développer, dans leur sein, des troubles souvent profonds. Tant que l'urètre n'offre dans ses courbures et dans l'étendue de ses diamètres normaux, aucun changement propre à gêner, soit l'introduction du brise-pierre, soit la sortie des fragments du corps étranger; tant que la vessie urinaire n'a pas subi dans sa configuration des modifications susceptibles de rendre ce dernier insaisissable et l'expulsion de ses débris impossible, et surtout tant que sa vitalité et sa structure, comme celle des testicules et des reins, n'ont éprouvé aucune atteinte, la lithotritie, malgré les dimensions, la multiplicité et la dureté des calculs, est une opération aussi simple qu'inoffensive. Il n'en est plus de même quand ces conditions ont cessé d'exister, et nous avons maintenant à examiner comment leur absence peut devenir une source de contre-indications plus ou moins fréquentes et avérées.

Les lésions qui compliquent la présence des calculs dans la vessie sont fort nombreuses; mais, par rapport à l'opération du broiement, elles se divisent en deux ordres, suivant qu'elles sont un obstacle physique pour l'exécution et pour les résultats de celle-ci, ou qu'elles sont le point de départ de phénomènes morbides redoutables qui éclatent ou s'exaspèrent sous son influence. C'est conformément à cette distinction que nous allons les étudier.

§ 1. Le canal de l'urètre ne donne pas toujours un accès commode aux instruments de lithotripsie. Sa double courbure n'est certainement pas un empêchement à leur introduction, depuis qu'Amussat a démontré la possibilité du cathétérisme rectiligne; mais il faut bien reconnaître que l'invention des brise-pierres courbes a simplifié ce temps de l'opération. La première est facile à faire disparaître, et, quant à la seconde, on n'a pas souvent beaucoup de peine à la redresser ou bien à y faire pénétrer l'extrémité coudée d'un percuteur sans l'effacer. Ceci suppose dans les parties fibreuses qui les maintiennent l'une et l'autre une certaine laxité et une dépressibilité qui fait aussi parfois défaut, et de là un embarras qui se traduit par des tâtonnements dont le moindre inconvénient est de rendre plus douloureuse cette introduction de l'instrument. Ainsi, d'une part, le ligament suspenseur de la verge peut être à la fois très-court et très-peu extensible, et il arrive alors qu'en ramenant la portion pénienne de l'urètre de haut en bas pour faciliter le glissement de celui-ci dans la portion membraneuse, on lui fait éprouver un tiraillement, surtout pénible si l'on emploie le litholabe de M. Civiale. On conçoit même que, si l'inclinaison de la verge vers les cuisses n'atteint pas les limites convenables, il soit impossible de lui faire contourner l'arcade du pubis : cette difficulté est moins grande avec les instruments courbes, pourvu qu'on ait le soin de déprimer le pénil avec une main au moment de cet abaissement. D'autre part, le canal de l'urètre présente à son passage sous l'arcade pubienne, des variations de courbure qui proviennent de ses rapports avec l'aponévrose périnéale moyenne; suivant qu'il la perfore plus ou moins haut, elle est plus ou moins marquée, et quand l'ouverture de passage se rapproche beaucoup de la symphyse, outre l'exagération de cette courbure, on a à craindre la saillie du ligament arqué du côté de la paroi supérieure du canal. D'autres fois, le ligament de Carcassonne, plus épais et plus tendu, maintient fortement relevée la paroi inférieure de la portion membraneuse, immédiatement en arrière du cul-de-sac du bulbe, ce qui contribue à augmenter la dépression naturelle de cette région. Nous signalons ces diverses dispositions, moins pour trouver en elles des contre-indications à la lithotritie que pour appeler l'attention sur les précautions qu'elles nécessitent; aussi n'y insisterons-nous pas davantage.

Nous ne voyons encore qu'un obstacle bien léger et facile à éluder, dans la présence de hernies, d'hydrocèles considérables ou d'autres tumeurs du scrotum, qui, par leur développement excessif, absorbent, pour ainsi dire, la verge et y entraînent des déviations notables dans la direction du canal de l'urètre. Ces déviations, la plupart du temps momentanées, disparaissent quand on a réduit par des opérations appropriées le volume des bourses, ou bien n'exigent qu'une modification corrélative dans le sens de l'impulsion nécessaire pour faire cheminer les instruments. Elles sont, par conséquent, loin d'avoir l'importance de celles qui se rattachent à l'hypertrophie de la prostate. Une étude plus approfondie de ces dernières est véritablement indispensable ; mais avant de l'aborder, il nous paraît convenable de rechercher jusqu'à quel point la diminution du calibre de l'urètre exclut l'application de la lithotritie.

On ne saurait méconnaître la gravité de cette question, et l'on ne s'étonnera pas de ce qu'on se soit toujours fortement préoccupé des *rétrécissements* de ce canal par rapport à l'emploi de cette méthode. Il faut non-seulement que l'urètre soit libre, mais qu'il jouisse encore d'une dilatabilité assez grande pour livrer passage à des instruments dont le volume est calculé d'après le diamètre connu de ses diverses parties, et aux fragments qui tendent à s'y engager, après la division de la pierre. Sans cela, l'action des litholabes et des lithotriteurs dans la vessie serait gênée, et les débris, après avoir franchi son col, seraient exposés à des arrêts fréquents. Que sa largeur soit réduite dans un ou plusieurs points, que la rigidité remplace la souplesse des divers tissus qui en constituent les parois, et la faculté de broyer un calcul rencontrera des inconvénients qui, suivant les circonstances, iront jusqu'à l'interdire.

Les rétrécissements du conduit excréteur de l'urine, considérés à ce point de vue, sont ou congénitaux ou accidentels. Les premiers consistent dans l'étroitesse du méat ou dans l'existence de replis valvulaires siégeant à des profondeurs variables et sur chacune des parois urétrales, mais généralement dans l'espace qui correspond au gland. Rien de plus simple que de faire disparaître ces obstacles. Il n'y a ni difficulté ni danger à porter sur eux un bistouri étroit pour les diviser, et substituer à une disposition fâcheuse une voie suffisamment large. Il arrive aussi que l'orifice externe de l'urètre offre, avec cette étroitesse, ce vice de conformation connu sous le nom d'hypospadias. On n'a pas, quand cette difformité coïncide avec un calcul vésical qui réclame l'emploi de la lithotripsie, à y remédier autrement qu'en dilatant par l'incision l'ouverture déplacée. Cette opération préliminaire est même fréquemment inutile.

Les rétrécissements accidentels sont infiniment plus communs et plus prononcés ; moins accessibles, ils demandent un traitement plus prolongé et malheureusement presque toujours moins efficace. Parmi les diverses espèces de coarctations qui peuvent atteindre l'urètre, il ne saurait être question, à notre point de vue particulier, de celles qui dépendent de l'inflammation ou du spasme de ce conduit. Les premières excluent évidemment toute tentative de cathétérisme jusqu'à la cessation complète de l'irritation, et les autres cèdent si facilement aux moyens spécialement indiqués par cet état, qu'elles sont tout au plus une cause de retard. Les rétrécissements organiques sont donc les seuls qui soient susceptibles, non pas uniquement de jeter du doute sur l'opportunité de la lithotripsie, mais aussi de la faire rejeter dans certains cas. Leur influence, sous ce rapport, dépend d'une foule de conditions relatives à leur siége, à leur degré, à leur étendue, à leur ancienneté, à leur nature, et aussi au volume du calcul et au nombre probable de séances nécessaires pour en amener la destruction totale. Il est certain qu'un rétrécissement peu profond, commençant, borné à une petite étendue du canal de l'urètre, ne résistera pas à la dilatation, même temporaire, et n'aura d'autre effet que de prolonger la durée du traitement ; moyennant ce soin préliminaire, il est permis d'espérer de débarrasser en peu de temps la vessie de calculs assez volumineux. Mais il serait téméraire de concevoir de pareilles espérances dans d'autres circonstances, malheureusement trop peu rares. Quand la coarctation est ancienne, calleuse ; quand elle a envahi une partie considérable du conduit urinaire, ou bien quand elle est le résultat d'une perte de substance due à une cause traumatique, il faut évidemment y renoncer, en supposant même à la pierre de faibles dimensions et une grande friabilité. Il ne saurait en effet s'agir alors de dilatation temporaire ; pour triompher de pareils obstacles, il faut laisser des sondes à demeure, afin de ramener le canal à des dimensions proportionnées au volume des instruments lithotriteurs ; il faut, dans l'intervalle des séances, les y maintenir constamment, sous peine de voir se reproduire le resserrement ; enfin, on est encore dans l'obligation d'évacuer les fragments au fur et à mesure que le calcul est détruit, de peur qu'en cheminant dans l'urètre ils ne finissent par s'accumuler en arrière de la stricture. Et si l'on songe qu'avec des précautions si minutieuses on n'est jamais à l'abri d'accidents multiples et graves, qui, en retardant le succès, le rendent toujours fort incertain, et que des praticiens aussi exercés que M. Civiale, après avoir essayé de broyer des calculs dans des conditions semblables, ont été forcés d'avoir recours à la taille [1], peut-il rester des doutes sur la contre-indication formelle que trouve la lithotritie dans ce genre de rétrécissements ? Tous les auteurs ne partagent cependant pas cette opinion [2], et celui que nous venons de citer, malgré l'épreuve qu'il a faite lui-même de l'insuffisance de cette méthode, refuse de reconnaître son impuissance devant les cas de cette nature, ou tout au moins la supériorité de la cystotomie [3]. Il donne pour raison que, puisqu'il n'est pas moins indispensable pour rendre alors celle-ci praticable, de restituer à l'urètre sa largeur ordinaire, on tombe dans les mêmes inconvénients, oubliant que si cette nécessité est d'abord inévitable, elle s'arrête au moment où l'introduction d'un cathéter est possible et ne reparaît plus dès que l'opération est terminée.

Ainsi, nous voyons dans les rétrécissements organiques anciens, rebelles à la dilatation, accompagnés d'engorgement ou de cicatrices profondes des parties voisines, une source trop certaine d'embarras et de dangers pendant les tentatives de lithotritie, pour ne pas regarder ces lésions comme un motif d'exclusion à l'égard de ces dernières, à moins toutefois qu'étant devenues presque infranchissables même pour l'urine, celle-ci

---

1 Civiale; *Traité historique et pratique de la lithotritie*. Paris, 1847, in-8°, pag. 148.

2 Ségalas; *Essai sur la gravelle et la pierre*. Paris, 1839, in-8°, pag. 617.

3 Civiale; *Parallèle des divers moyens de traiter les calculeux*. Paris, 1836, in-8°, pag. 300.

ne se soit créé en arrière d'eux une route nouvelle vers le périnée. Cette circonstance, considérée jusqu'ici comme une complication malheureuse, a été en effet transformée par M. le professeur Bouisson en moyen de simplification[1]. En donnant la faculté d'arriver par un trajet fort court, direct, rapidement dilatable, jusqu'à la pierre, et de manœuvrer avec plus d'aisance dans la vessie, en rendant l'issue spontanée ou artificielle des débris calculeux plus immédiate et moins chanceuse, ces fistules urinaires prennent un véritable caractère d'utilité, qu'on tienne compte, soit des difficultés éludées par l'effet du déplacement du champ de l'opération en arrière de l'obstacle, soit des douleurs épargnées aux malades par le passage des instruments au milieu de parties moins sensibles et moins résistantes. Cette *lithotritie par les voies accidentelles* a reçu la consécration de la pratique, et le double succès de M. Bouisson en a fait ressortir à ses yeux la valeur avec assez d'évidence, pour qu'il n'ait pas craint d'en faire le point de départ d'une méthode plus générale, qui consisterait non-seulement à profiter de ces dispositions anormales toutes les fois qu'elles se présenteraient au périnée; mais aussi à les imiter par l'incision de l'urètre dans cette région, chez les calculeux atteints de coarctations considérables et difficiles à franchir. Cette extension donnée à l'idée première n'a pourtant pas reçu l'approbation unanime, elle a même soulevé quelques objections, trop sérieuses pour être passées sous silence. Précédée de l'opération de la boutonnière, il a paru d'abord que la lithotritie perdait les deux principaux avantages qu'elle a sur la taille : d'occasionner moins de douleur et d'inspirer moins de crainte. On a fait observer ensuite qu'il n'était pas légitime d'assimiler une plaie récente à un trajet fistuleux, recouvert dans toute son étendue d'une membrane de nouvelle formation, véritable barrière pour les tissus voisins contre les infiltrations d'urine[2]. Nonobstant cette critique, nous croyons que, réservée pour les cas où toutes les complications se concentrent dans un

---

[1] Bouisson; *Tribut à la chirurgie.* Montpellier, 1858, in-4°, tom. I, pag. 31.
[2] Benoît; *Revue thérapeutique du Midi*, année 1858, pag. 194.

rétrécissement du canal arrivé à ce degré extrême qui ne laisse de choix qu'entre les moyens violents, l'urétrotomie périnéale, pratiquée dans le but d'ouvrir une voie au lithotriteur, l'emporte sur les divers procédés de cystotomie, même sur le plus simple, le moins dangereux de tous, la taille médiane, dont elle n'est après tout qu'une sorte de réduction, au point de vue de l'exécution et des suites. Mais, pour peu que l'étroitesse et la rigidité de la coarctation n'enlèvent pas tout espoir d'obtenir en peu de temps l'introduction d'un cathéter ordinaire, la lithotomie mérite une préférence justifiée par un cachet de régularité et de certitude qui manquera toujours à la boutonnière. Au surplus, suivant le besoin, on trouvera une ressource précieuse dans sa combinaison avec l'écrasement de la pierre.

Nous avons déjà dit quelques mots des déviations imprimées au canal de l'urètre, par la présence de tumeurs siégeant dans les régions voisines ; mais il n'en est point d'aussi communes ni d'aussi prononcées que celles qui résultent de la tuméfaction de la prostate.

La *tuméfaction de la prostate* dépend de causes diverses, tantôt de l'inflammation avec suppuration du tissu de la glande, tantôt de la présence de corps étrangers, mais plus fréquemment d'une hypertrophie partielle ou générale des divers éléments histologiques qui entrent dans sa composition.

Les deux premières lésions, coïncidant avec une affection calculeuse, ne laissent aucune prise au doute sur le choix de la méthode opératoire à mettre en usage. La taille fournit à la fois le moyen d'évacuer le pus ou d'extraire le corps étranger enfoui au milieu de cette glande, et de retirer celui que renferme la vessie ; la lithotripsie n'aurait d'autre effet que de détruire ce dernier, et encore ne pourrait-elle y parvenir qu'en aggravant l'altération prostatique. Le chirurgien n'a donc pas à balancer.

On ne peut pas résoudre aussi rapidement la difficulté, s'il s'agit de la simple hypertrophie isolée ou simultanée des trois lobes de la prostate. Ici, il faut prendre en considération l'étendue de la tuméfaction, les changements physiques survenus dans la portion de l'urètre qui la traverse, dans le col et dans le bas-fond de la vessie, les désordres pathologiques qu'elles provoquent d'ordinaire, et enfin, les qualités matérielles du calcul, telles que sa grosseur, sa consistance, etc., etc.

Sous le rapport du volume, ces tumeurs offrent de grandes différences qui ont pour résultat d'exagérer, sans les multiplier, les modifications apportées dans les organes contigus. Ces dernières, qui sont en relation avec l'origine et la direction de chacune de ces tumeurs, consistent dans des *déplacements*, des *déformations* et des *déviations : déplacements*, quand le lobe moyen ou tous les lobes uniformément hypertrophiés allongent l'origine de l'urètre et refoulent en haut et en arrière le col de la vessie, par suite de leur tendance exclusive à se développer dans ce sens ; *déformations*, quand les deux lobes latéraux, grossissant également et dans un point correspondant, viennent à la rencontre l'un de l'autre, de manière à aplatir le conduit excréteur dans le sens transversal, pendant qu'ils étendent son diamètre antéro-postérieur, en ne laissant une voie à l'urine qu'aux deux extrémités de ce diamètre ; ou bien quand ces deux lobes, maintenus dans l'écartement par l'interposition du lobe postérieur simultanément engorgé, circonscrivent un espace triangulaire dans la portion correspondante de ce conduit ; *déviations*, enfin, quand un seul lobe latéral, augmentant de volume, refoule l'urètre du côté opposé, ou quand les lobes latéraux, se tuméfiant à des hauteurs inégales, lui impriment des courbures latérales successives mais en sens inverse, en forme de zig-zag. Dans tous ces cas, du reste, et dans le premier surtout, l'élévation du col et la saillie presque constante de ces diverses tumeurs vers le sommet du trigone, augmentent l'excavation du bas-fond de la vessie. Les conséquences physiologiques de ces nouvelles conditions anatomiques sont la rétention ou l'incontinence d'urine ; et des unes et des autres découlent les difficultés les plus grandes pour les trois temps de la lithotritie : l'introduction des instruments, l'exécution de l'opération, et l'évacuation des débris pierreux. Si l'on ajoute que l'association des troubles nerveux et inflammatoires, parvenus au point de rendre intolérable la moindre manœuvre, est loin d'être rare, on comprendra que, même pour les partisans les plus déclarés de cette méthode, l'engorgement de la prostate compte au nombre de ses contre-indications les moins contestées.

Cependant, s'il n'y a pas lieu de réformer ce jugement pour ce qui concerne les déviations et les déformations de l'urètre et de la vessie, entretenues par cette cause, il convient d'être moins absolu lorsqu'elle s'est bornée à produire ce que nous avons appelé des déplacements. L'allongement et l'augmentation consécutive de la courbure de la portion prostatique de l'urètre, l'ascension du col de la vessie et la proéminence de la base tuméfiée de la glande en arrière de cette ouverture, ne représentent pas de faibles obstacles à la réalisation complète du broiement ; mais encore faut-il, dans l'appréciation de leur gravité, tenir compte du degré et de la curabilité de cet engorgement du lobe moyen dont nous venons de rappeler les principaux effets. Médiocre, il est parfaitement franchi par les instruments courbes ; et, même assez développé, il n'exige plus que l'introduction de ceux-ci soit précédée du redressement préalable de l'urètre, ainsi qu'on en faisait une règle à l'époque où l'usage des instruments droits était seul possible. Relever l'extrémité vésicale du lithotriteur, quand elle a dépassé l'arcade du pubis, par un abaissement de son extrémité extra-urétrale proportionné à la saillie de l'engorgement, tel est le précepte auquel il suffit de se conformer aujourd'hui ; et encore faut-il remarquer que, grâce à la forme du brise-pierre, qui offre une si grande analogie avec les sondes coudées, vantées avec raison par M. Mercier pour faciliter le cathétérisme dans les mêmes conditions, on pourra se dispenser de le suivre rigoureusement. Cette courbure des lithotriteurs actuels est aussi infiniment précieuse pour rechercher et saisir la pierre profondément cachée dans le bas-fond de la vessie. Mais ce qui vaudra mieux encore que tous ces moyens de tourner la difficulté, ce sera de l'attaquer directement pour la faire disparaître, parce que seulement alors l'évacuation des fragments du calcul deviendra certaine. Or, si un traitement médical dirigé contre cette hypertrophie de la prostate n'est pas toujours efficace, il est parfois utile pour simplifier ces cas compliqués, comme on en jugera par le fait remarquable qu'on va lire.

OBSERVATION III.

Calcul vésical; complications multiples : brièveté du ligament suspenseur de la verge; saillie du ligament arqué; hypertrophie de la prostrate; catarrhe vésical; vessie biloculaire; difficultés dans le diagnostic. Diminution de l'engorgement prostatique sous l'influence d'un traitement approprié. — Lithotritie; guérison.

M. Groulé, garde du génie, employé dans les bureaux, âgé de 42 ans, d'un tempérament bilieux, d'une constitution vigoureuse, est admis, le 24 juillet 1849, dans les salles de l'Hôtel-Dieu Saint-Éloi. Il n'avait contracté d'autre maladie qu'un chancre syphilitique à la verge, et cette affection, qui remonte à dix-huit ans, ne s'est jamais accompagnée de blennorrhagie ni d'accidents d'aucun genre. Depuis deux ans environ, il éprouve du côté du périnée un sentiment de pesanteur avec des douleurs habituellement sourdes, mais devenant plus vives pendant et surtout après l'émission des urines et des matières fécales; il ressent encore des élancements moins douloureux à l'anus et des démangeaisons à l'extrémité du gland. Ces symptômes, d'abord légers, ont pris une intensité de plus en plus grande, et se sont compliqués d'une dysurie chaque jour plus pénible : l'urine sort avec peine, après de violents efforts, en petite quantité; le besoin de la rendre se reproduit à intervalles rapprochés, et le jet, qui n'a plus le même volume ni la même force, tombe presque perpendiculairement entre les jambes; ce liquide sort même souvent en bavant, et le malade n'a plus la sensation du dernier coup de piston. Une seule fois l'urine s'est trouvée mélangée avec du sang; mais, depuis sept à huit mois, elle est chargée d'une matière floconneuse qui se tient en suspension dans le vase, et n'a ni la cohésion des mucosités du catarrhe vésical, ni la consistance et la couleur du pus, elle s'écoule quelquefois seule après les efforts de miction ou à la suite de l'évacuation complète de la vessie. L'érection est difficile, incomplète; l'éjaculation n'a pas toujours lieu ou elle ne consiste que dans l'issue de quelques gouttes de sperme.

Le malade a subi deux traitements pour cette affection, qui a été prise successivement pour un rétrécissement du canal de l'urètre et pour un catarrhe de la vessie; mais ni la dilatation temporaire ni l'administration de la térébenthine et du goudron n'ont amené de résultat satisfaisant.

M. le professeur Benoît, alors chargé du service de la clinique chirurgicale, après avoir recueilli ces renseignements, pratique le cathétérisme, et il constate une certaine difficulté pour abaisser le pavillon de la sonde, pour contourner l'arcade du pubis, contre laquelle le bec de l'instrument semble arrêté; enfin, pour arriver dans la vessie, il est forcé d'en incliner fortement en bas la partie extra-urétrale.

Toutefois, pas le moindre obstacle dans le canal de l'urètre lui-même. L'absence de rétrécissement paraissant évidente, il dirige les investigations du côté de la prostate, dans laquelle ses soupçons plaçaient déjà le siége de la lésion. L'introduction du doigt dans le rectum fait reconnaître à sa face antérieure une tumeur régulière, arrondie, faisant une saillie prononcée à un pouce et demi au-dessus de l'anus, et se laissant repousser en avant par la pression. Le cathétérisme, renouvelé dans le but d'explorer de nouveau la vessie, ne donne aucun éclaircissement sur l'existence d'aucune autre lésion.

L'engorgement du lobe moyen de la prostate étant évident, le traitement est immédiatement dirigé contre cette altération organique. Des sangsues au périnée, au nombre de 15, à trois reprises différentes, dans l'espace de vingt-cinq jours; des frictions avec la pommade d'hydriodate de potasse iodurée; à l'intérieur l'iodure de potassium, la tisane de goudron, amènent un amendement rapide caractérisé par une diminution dans le sentiment de pesanteur, par une plus grande facilité dans l'émission des urines et surtout par la disparition complète du dépôt floconneux.

Le 10 septembre, après deux nouvelles applications de sangsues, M. Benoît peut, à l'aide du toucher rectal, s'assurer que la prostate se ramollit et que ses divers lobes commencent à être distincts les uns des autres. A partir du 12, on continue l'usage des sangsues (12, deux fois par semaine), et celle des divers moyens déjà signalés, auxquels sont ajoutés quelques lavements opiacés ou avec le ratanhia, suivant l'indication du moment. Le 11 octobre, un séton est placé à travers le périnée. Le 17, le malade éprouve un accident assez grave : une hernie inguinale gauche, déjà ancienne, mais ordinairement réduite, sort brusquement à la suite d'un violent effort et s'engoue. Mais on remédie sans peine et rapidement à cette complication. Le 25 octobre, la prostate, de nouveau explorée, paraît fort ramollie et fort réduite dans ses dimensions; les selles étaient alors, ainsi que la miction, infiniment plus faciles; les douleurs s'étaient bien amendées et avaient abandonné le col vésical, pour gagner la portion courbe de l'urètre et même la portion spongieuse.

C'est dans cet état que M. le professeur Bouisson trouva le malade, en reprenant son service. L'engorgement de la glande étant bien évidemment guéri, il supprima le séton; mais avant de le renvoyer, il soumit de nouveau le sujet au cathétérisme, dans le but d'explorer la vessie. Pendant l'introduction de l'instrument, il reconnut la déviation du canal de l'urètre déterminée par la présence de la hernie inguinale gauche, l'impossibilité d'abaisser fortement le pavillon de la sonde sans faire éprouver un tiraillement douloureux au malade du côté du pénil, la difficulté de contourner l'arcade du pubis sans ressentir une sorte de secousse en haut et la facilité de la faire glisser dans la vessie au-delà de cette limite. Cependant il remarqua que, bien qu'elle fût profondément enfoncée, et plus qu'il ne le faut d'ordinaire pour la porter dans la cavité vésicale, il ne sortait pas d'urine; il fallut la pousser encore plus avant pour en retirer quelques onces, et, à mesure qu'elle s'écoulait, il eut la sensation distincte du choc d'un corps étranger avec l'instrument; à différentes reprises, il s'assura de la nécessité d'enfoncer très-avant la sonde pour extraire de l'urine et toucher le calcul. D'autres fois, quoiqu'elle eût pénétré à une moins grande profondeur, la sonde le rencontrait au niveau du col et conduisait au dehors une certaine quantité de ce liquide. M. Bouisson, à ces divers signes, posa comme certaine la division de la vessie en deux loges distinctes, où l'urine et le calcul se portaient alternativement, et dans la plus reculée desquelles ce dernier séjournait plus communément, lorsque la saillie de la prostate la refoulait en arrière et en bas. La disparition de cette tumeur, véritable empêchement à un diagnostic complet, en le rendant plus accessible, permettait alors non-seulement d'en reconnaître aisément la présence, mais d'en tenter la destruction à l'aide de la lithotritie.

Le 11 décembre, une première séance n'amena pas de résultat avantageux; la pierre ne put être saisie, quoique le lithotriteur arrivât jusqu'à elle; des accidents généraux et locaux, tels que fièvre, céphalalgie, incontinence d'urine, firent retarder la seconde jusqu'au 28. Une injection de quatre onces fut tolérée; la pierre, cette fois-ci difficile à trouver, mais fixée à deux ou trois reprises entre les mors de l'instrument, fut entamée. Mais, peu de temps après, un accès de fièvre se déclara et se répéta les jours suivants; les douleurs du col de la vessie furent très-vives; le malade rendit quelques débris. Le 3 janvier, il ne put garder l'injection. M. Bouisson voulut habituer cette vessie si irritable au contact des sondes par des injections émollientes et narcotiques; et, pour en modérer l'inflammation, il fit appliquer à deux reprises des sangsues au périnée; il y ajouta des lavements opiacés et émollients, et des frictions de même nature sur cette région.

Le 28 janvier, une nouvelle séance fut tentée et le malade put conserver une injection de 6 onces; mais au bout de trois minutes il fallut suspendre, parce que l'injection s'écoulait. Cependant le calcul, saisi à deux reprises, avait été réellement écorné, ainsi qu'on put s'en assurer aux débris attachés aux mors du brise-pierre. Le malade se trouva bien; il ne fut inquiété que par la présence d'un fragment volumineux qui s'était arrêté derrière la fosse naviculaire; il en rendit quelques autres très-petits, et il ne ressentit plus de douleurs aussi vives ni au col de la vessie ni à la marge de l'anus. Le lendemain, 29,

M. Bouisson retira avec des pinces les fragments arrêtés en arrière de la fosse naviculaire.

4 février. Cinquième séance; durée 3 minutes; injection tolérée; souffrances moins vives pendant la manœuvre ; un gros fragment fut broyé à deux reprises, ainsi que trois plus petits. Nous devons faire remarquer que cette fois l'exécution de l'opération fut singulièrement facilitée par le soin de faire relever fortement le bassin et de déprimer le pubis avec la main, à cause du tiraillement du ligament suspenseur de la verge, au niveau duquel le malade sentait toujours une gêne douloureuse ; le sujet fut assez tourmenté ; après de violents efforts, des fragments s'engagèrent dans le canal de l'urètre jusqu'à la fosse naviculaire, d'où ils rétrogradèrent ensuite. Mais les urines rendues en abondance ne contenaient qu'un peu de sable. Six fragments furent extraits dans la journée avec des pinces, comme précédemment; un autre, assez long, fut expulsé spontanément. Les jours suivants, il y eut de la fatigue, de la fièvre, de l'insomnie, de la diarrhée, des douleurs assez vives au col de la vessie. Bains; lavements astringents; eau de riz. Demi-quart.

11. Sixième séance; durée 4 minutes. M. Bouisson n'introduisit que le plus petit modèle du brise-pierre; il rencontra au col de la vessie un grand nombre de fragments de 1 centimètre environ de diamètre et il en broya cinq ou six.

12. Souffrances assez vives; expulsion de petits débris et de trois plus gros, qu'on dut encore retirer avec les pinces.

18. Septième séance; durée 2 minutes et demie. Difficulté pour retenir l'injection; calcul saisi sous un diamètre de 3 centimètres, et brisé à plusieurs reprises. A la suite de cette séance, le malade souffrit beaucoup ; il rendit plusieurs fragments, dont un assez volumineux; mais il se plaignait d'une faiblesse générale, d'une diarrhée persistante qui se reproduisait après chaque opération. Du reste, la vessie et le canal de l'urètre étaient excessivement irrités. Après deux nouvelles séances, qui eurent lieu le 22 février et le 6 mars, les mêmes symptômes reparurent avec une intensité plus grande, et ce qui aggravait la position du sujet, c'était l'engagement d'une foule de fragments dans la portion prostatique de l'urètre, d'où l'on était obligé de les refouler dans la vessie avec la sonde ou par des injections. D'autres, qui arrivèrent plus tard jusqu'en arrière de la fosse naviculaire, ne purent être enlevés avec les pinces ni avec la curette de Leroy; il fallut les écraser sur place avec le lithoclaste à mors plats. De nouveaux débris sortirent spontanément; mais on ne revint à l'opération que le 24 mars. Le professeur Bouisson eut beaucoup de peine à trouver les restes du calcul; il ne put en atteindre qu'un seul de 15 millimètres de diamètre, et qui céda très-vite à l'action des mors. Le malade signala à cette époque, après avoir rendu des débris pulvérulents, une douleur fixe au niveau de la prostate, comme entretenue par la pré-

sence d'un corps étranger, et une inflammation suppurative du méat urinaire. Cependant, le 31 mars, le brise-pierre, à peine arrivé à la prostate, heurta contre un obstacle et embrassa, dans l'écartement de ses branches, un fragment qui opposa une grande résistance à l'écrasement. Il y eut alors un peu de répit dans les souffrances, et l'état général s'améliora sensiblement. Mais, le 4 avril, de nouveaux fragments vinrent s'accumuler en arrière de la fosse naviculaire, d'où il fut impossible de les extraire. Repoussés jusqu'au bulbe, ils furent réduits en poudre à l'aide du lithoclaste; le canal fut débarrassé par un jet d'urine. Le 9 avril, le lithotriteur fut encore porté dans la vessie et servit à broyer le reste du calcul. Le plus considérable de ses débris s'étant engagé jusqu'à la fosse naviculaire, il fut repoussé. Mais une orchite du côté gauche se déclara, ainsi qu'une arthrite au genou droit. Le traitement de ces deux nouvelles complications (sangsues, frict. merc. et bel.) prit d'autant plus de temps qu'il fut entravé par une stomatite qui exigea à son tour des soins spéciaux. Enfin, une treizième et dernière séance eut lieu dans le milieu du mois de juin; il fallut débrider le méat urinaire rétréci par l'inflammation, pour faire passer l'instrument. Du reste, le dernier morceau du calcul fut définitivement broyé et expulsé; et la vessie se trouva entièrement libre, ainsi qu'on s'en assura postérieurement par plusieurs explorations faites dans des positions variées et avec le plus grand soin. M. Groulé sortit de l'hôpital le 15 juillet, délivré à la fois de son engorgement prostatique et de la pierre, un peu affaibli, mais dans un état plus satisfaisant qu'on ne l'aurait espéré, à cause de la longueur du traitement et des nombreux accidents qui étaient survenus.

Nous trouvons dans ce fait ce concours de plusieurs complications dont nous avons parlé au début de ce travail : les unes, congénitales et sans autre liaison qu'une coïncidence fortuite avec de véritables troubles pathologiques; les autres, accidentelles et réunies par un lien commun. Les premières, telles que la brièveté du ligament suspenseur de la verge, la saillie du ligament arqué au-dessous de la symphyse du pubis, la déviation latérale de l'urètre par la présence d'une hernie, n'avaient d'importance que par les ménagements qu'elles nécessitaient dans l'introduction de l'instrument, surtout par suite de la présence de désordres organiques plus profonds. Les dernières, infiniment plus graves, multipliaient les difficultés attachées au traitement de la principale affection, l'hypertrophie de la prostate et la division de la vessie en deux lobes par leur coexistence avec un calcul, suscitant des embarras et des dangers plus sérieux. Laissant pour un moment de côté ce qui a trait à la malconformation du réservoir urinaire, nous avons à signaler l'obscurité, ou plutôt l'impossibilité d'un diagnostic précis, résultant de la tuméfaction de la glande qui entoure la première portion de l'urètre, et les bons effets des moyens médicamenteux employés pour la combattre. Cette première indication ne pouvait être méconnue, en supposant même que la certitude de l'existence d'un corps étranger eût précédé le moment de l'entière disparition de cette complication. Seulement, il nous semble que la forme de cet engorgement, sa régularité et surtout sa mollesse et le peu d'ancienneté de son développement, n'ont pas été étrangers au succès de la thérapeutique. Pourrait-on en espérer un pareil dans les cas de ces gonflements durs, irréguliers, qui déforment et dévient le canal excréteur et laissent, même après un commencement de guérison, des vices de direction dans son trajet? Nous ne le pensons pas; et, sans proscrire les essais préalables qui ont pour but de faciliter l'application de la lithotritie aux faits de cette nature, nous sommes convaincu qu'on n'y parviendra jamais entièrement, et que la cystotomie sera le plus souvent alors l'unique moyen de traiter les calculeux.

Toutefois, pour que cette conclusion eût une valeur complète, il faudrait apprécier l'influence que cet état de la prostate peut à son tour exercer sur cette dernière opération. Les notions que nous avons sur les changements entretenus par les diverses formes de l'engorgement de cette glande, sont trop récentes pour qu'on en ait fait une analyse bien sérieuse à ce point de vue. Les anciens lithotomistes n'ont rien écrit pour éclairer cette question. Nous voyons bien que F. Collot a fait cette remarque, confirmée depuis par plusieurs auteurs, entre autres par M. Mercier, que l'incision de la prostate avait pour avantage d'en procurer le dégorgement, même lorsqu'elle menaçait du squirrhe[1]; mais ceci ne signifie rien quant aux difficultés opératoires attachées aux lésions organiques dont elle est le siége. Deschamps, qui les avait pres-

---

[1] F. Collot; *Traité de l'opération de la taille*, etc., etc. Paris, 1727, in-12, pag. 250.

senties, hésite à prononcer si cet engorgement, quand il est considérable, est une raison pour ne point pratiquer la lithotomie. Il n'a pas craint, pour sa part, de la faire trois ou quatre fois chez des vieillards atteints d'un de ces gonflements très-durs et très-épais ; et, bien qu'ils aient succombé, l'examen attentif des parties sur le cadavre lui ayant paru démontrer que cette altération n'avait en rien influé sur l'événement, il finit, sans entrer dans d'autres détails, par considérer comme légitime cette manière d'agir[1]. M. Civiale a plus nettement abordé ce sujet. Pour lui, les hypertrophies avec induration excessive et les changements de direction, de forme et de longueur qu'elles entraînent dans l'urètre et dans la vessie, sont pour la cystotomie périnéale une contre-indication comme pour la lithotritie, et ne laissent d'autre choix que celui de la cystotomie suspubienne. La nécessité d'une incision plus étendue, à cause de l'élévation du col vésical; la résistance du tissu prostatique, qui va parfois jusqu'à déterminer la rupture des instruments et met un très-grand obstacle à la dilatation, sans déchirure, de l'incision; la gêne extrême qu'éprouvent les tenettes à parcourir un trajet plus long et plus resserré et à saisir le calcul, à cause de la saillie de la glande en arrière de laquelle il est profondément caché; enfin, l'exaspération de l'inflammation de mauvaise nature souvent consécutive à la présence de ces tumeurs: tels sont les motifs qu'il donne à l'appui de son opinion[2]. Mais n'attendre rien que de la taille hypogastrique, dans ces circonstances, c'est suffisamment indiquer combien sont bornées nos ressources et donner, par la gravité du remède, la mesure de celle du mal. Nous devons dire cependant qu'à nos yeux la question n'est pas encore bien élucidée, et que nous craignons que les sympathies bien connues de M. Civiale pour une méthode au succès de laquelle il a tant contribué, ne l'aient peut-être involontairement porté à s'exagérer les inconvénients de la lithotomie inférieure appliquée à ces sortes de cas. Il les a déduits moins de l'observation directe que de considérations théo-

---

[1] Deschamps ; *Traité historique et dogmatique de la taille*, tom. I, pag. 385.

[2] Civiale ; *Parallèle des divers moyens de traiter les calculeux*. Paris, 1836, in-8°, pag. 303.

riques; et tant qu'on n'aura pas fait, en ce qui concerne l'opération de la taille périnéale, exécutée dans les diverses variétés d'engorgement prostatique, une étude analogue à celle qui a permis de reconnaître à cet égard l'insuffisance et les dangers de la lithotritie, l'exclusion dont elle a été l'objet de la part de ce chirurgien devra être regardée comme prématurée.

Pour terminer ce qui concerne l'influence des altérations de la portion prostatique de l'urètre sur le broiement de la pierre, il nous reste à parler des obstacles provenant, soit de la présence d'une espèce de valvule ou barrière urétro-vésicale, signalée par M. Mercier, qui la considère comme une cause fréquente et peu connue de rétention d'urine[1], soit de la dilatation anormale de cette même portion.

La *barrière urétro-vésicale* ne met aucun empêchement à la pénétration du brise-pierre dans la vessie, lors même qu'elle est très-saillante, parce que sa courbure en favorise l'introduction, avec la seule précaution d'exagérer l'abaissement de la partie extra-urétrale de l'instrument ; le litholabe n'y parvient jamais qu'avec beaucoup de peine. La recherche et le broiement du calcul à l'aide du percuteur est encore fort simple ; mais les difficultés commencent à l'expulsion des fragments, à laquelle cette barrière offre une digue infranchissable, par les seules contractions des parois vésicales. M. Civiale assure que l'extraction artificielle, avec le secours des ramasseurs, des sondes à grandes ouvertures et à double courant, ou des injections à grande eau, triomphe toujours de ce désagrément. Nous n'oserions pas être aussi explicite, mais nous sommes persuadé que, dans les cas où la valvule, trop épaisse et trop prononcée, forcerait les débris à séjourner dans le bas-fond de cette cavité, il y aurait avantage, pour leur ouvrir une voie, à la diviser par une ou plusieurs incisions, à moins de complications d'un autre ordre; on aurait alors à décider de l'opportunité de la taille, qui serait certainement moins laborieuse dans l'exécution et moins imparfaite dans les résultats.

---

[1] Mercier; *Recherches sur la nature et le traitement d'une cause fréquente et peu connue de rétention d'urine*, etc., etc. Paris, 1844, in-8°.

La portion prostatique de l'urètre offre parfois une *dilatation anormale* qui est souvent l'effet des manœuvres mêmes de la lithotritie. Les conséquences de cet excès de calibre sont l'engagement prématuré de fragments considérables qui ne peuvent ensuite traverser la portion membraneuse. On en a un exemple dans dans notre troisième observation, et la preuve que l'arrrêt de ces fragments dans cette région était le résultat de l'introduction répétée du lithotriteur, c'est qu'il n'a eu lieu qu'à une période avancée du traitement. Dans les premiers temps, quelques-uns étaient venus se porter derrière la fosse naviculaire, par suite de leur volume médiocre; mais à partir de la neuvième séance, plusieurs stationnèrent au niveau de la prostate, d'où on fut obligé de les refouler dans la vessie avec la sonde, ou par des injections urétrales; il fallut même broyer sur place l'un d'entre eux qui s'y était fixé. Cette dilatation est quelquefois congénitale; elle est commune chez les enfants et l'extrémité des calculs vient souvent s'y loger, ce qui leur donne la forme d'une calebasse et met un empêchement absolu à l'arrivée des percuteurs dans la vessie et à l'écrasement du corps étranger, ainsi que notre quatrième observation va le démontrer.

Observation IV.

Calcul vésical engagé dans la portion prostatique de l'urètre. — Impossibilité de la lithotritie et de la taille. — Affection vermineuse. — Mort.

Jean Jaussent, âgé de 12 ans, de Lachapelle (Ardèche), fut admis dans le service du professeur Serre, le 12 septembre 1847. Depuis cinq ans, il présentait les signes rationnels de la pierre, dont la présence avait aussi été constatée par le cathétérisme. Il ressentait alors de vives douleurs à la région lombaire; l'urine, sortant goutte à goutte et d'une manière continue, entretenait dans l'urètre une irritation permanente: ce liquide était blanchâtre, comme lactescent, et laissait déposer des flocons jaunâtres et épais. Une sonde introduite dans le canal heurta contre un calcul, avant d'avoir atteint le col vésical; du reste, cette opération fut extrêmement douloureuse et ne put être tolérée par le malade qu'étant debout: impossible d'imprimer à la sonde le moindre mouvement de latéralité et de la porter un peu avant dans la cavité de la vessie. M. Serre, reconnaissant une contre-indication formelle à la lithotritie dans la situation qu'occupait la pierre, prépare le malade à l'opération de la taille. Après l'administration d'un purgatif et de quelques lavements, celui-ci rend un certain nombre de vers lombrics, et il assure qu'à diverses reprises il lui est arrivé d'en rejeter également. Cette nouvelle complication fait retarder la lithotomie, et on la combat par l'usage de l'huile de ricin, du jalap, du calomel et de la tanaisie. Sous l'influence de ces médicaments, on vient à bout de l'affection vermineuse, et M. Serre se décide à pratiquer la taille le 14 octobre. Il introduit un cathéter, mais à peine est-il arrivé au col de la vessie que le sujet rend en abondance des matières fécales. L'opération est encore retardée. Dans une nouvelle tentative faite quelques jours après, le cathéter ne peut franchir la portion prostatique de l'urètre, et les douleurs qu'excitent des manœuvres réitérées pour y parvenir deviennent si violentes, que M. Serre se voit forcé à un nouvel ajournement.

Les jours suivants, l'affection vermineuse reparaît et s'accompagne d'une diarrhée excessive, de dégoût, de vomissements ; la fièvre se déclare et la vessie devient le siége d'atroces souffrances. (Embrocations sédatives et émollientes sur l'abdomen; lavements avec la tanaisie et la décoction de graine de lin ; tisane de riz, etc., etc.) Le sujet succombe le 23.

Le professeur Serre pratique l'opération de la taille médiane sur le cadavre. A peine est-il arrivé au col de la vessie, que le calcul fait saillie entre les lèvres de la plaie ; il en fait l'extraction, mais la pierre se brise et se présente en deux fragments volumineux qui, au point de leur union, offraient une sorte de collet ; le moins gros se prolongeait dans la portion prostatique de l'urètre. La vessie est petite, raccornie; ses parois sont épaissies; la muqueuse, altérée en plusieurs points, est fortement injectée ; sa cavité n'est distincte de la première portion de son canal excréteur que par un léger resserrement correspondant au col fortement dilaté. Les reins contiennent du pus rassemblé en foyer; le droit est sensiblement atrophié.

Une dernière source d'obstacles physiques pour la lithotritie, se trouve dans certaines dispositions de la cavité du réservoir de l'urine. Cette cavité n'est pas toujours unique, mais il faut distinguer parmi les dilatations partielles et circonscrites dont ses parois sont susceptibles, celles qui atteignent toutes les membranes à la fois, de celles qui sont formées simplement par la distension de la tunique muqueuse, faisant hernie à travers les fibres charnues éraillées: les unes constituent les *vessies multiloculaires*, les autres les *vessies à cellules*, et il y a entre elles ces différences essentielles, que les premières sont ordinairement divisées seulement en deux parties, l'une principale, l'autre accessoire, mais entièrement identiques quant à la structure et à la contractilité, communiquant largement entre elles et partageant les mêmes altérations; tandis que les secondes sont souvent hérissées d'une foule de petites loges à ouverture habituellement fort rétrécie, où s'accumule l'urine par suite de l'absence de tissu musculaire dans leur épaisseur, et presque toujours exclusivement le siége d'une inflammation ulcérative[1] ; les fibres contractiles, disposées en faisceaux volumineux dans leur intervalle, font souvent un relief qui a valu aussi aux vessies conformées de cette manière, le nom de vessies à colonnes.

Il est évident au premier abord que les indications dérivant de ces deux sortes de dilatations, par rapport à la lithotritie, ne sauraient être les mêmes. Quand la vessie est multiloculaire, le diagnostic n'est pas toujours facile, mais le passage alternatif du calcul dans les divers compartiments de cet organe finit par permettre d'acquérir des notions certaines sur son existence et sur ses relations avec chacune des cavités qu'il occupe à tour de rôle. Le succès dans les unes ou les autres, à cause même de cette mobilité, n'est pas au-dessus d'une habileté ordinaire, et rien n'empêche qu'on s'efforce de l'écraser dans le lieu même où les mors de l'instrument sont parvenus à l'atteindre et à le fixer. On n'a pas à redouter non plus l'impossibilité de l'expulsion de ses débris, parce que toutes les parties des diverses poches, qui sont une expansion des parois vésicales, revenant sur elles-mêmes avec une égale énergie, tendent à les repousser vers l'urètre. Il est vrai que la présence d'une hypertrophie de la prostate vient fréquemment apporter une gêne, indépendante de la disposition que nous examinons en ce moment ; néanmoins on a pu voir par notre troisième observation que, même dans ces conditions, le broiement du calcul n'était pas contre-indiqué. Après la résolution de cet engorgement, sous l'influence d'une thérapeutique rationnelle, le chirurgien se trouva en présence d'une pierre contenue dans une vessie biloculaire, et les diver-

---

[1] Mercier; *Mémoire sur certaines perforations spontanées de la vessie.* (*Gazette médicale de Paris*, 1836.)

ses manœuvres nécessitées par cette configuration n'éprouvèrent pas d'entraves invincibles. Il faut reconnaître pourtant que, si le volume excessif de la glande avait persisté et surtout pris de plus grandes proportions, la lithotomie aurait été seule applicable ; mais alors l'indication aurait été imposée par une lésion autre que la segmentation du réservoir urinaire en deux loges.

Lorsque la vessie est à cellules, plusieurs cas peuvent se présenter ; mais nous pouvons dire par avance que dans aucun la lithotritie ne doit être essayée. Tantôt un ou plusieurs corps étrangers sont libres dans la cavité vésicale proprement dite : les réduire en fragments, c'est en favoriser l'entrée dans ces petites poches greffées sur les parois de l'organe, mais trop étroites pour donner accès aux calculs non divisés, d'où des inconvénients sur lesquels il est inutile d'insister. Tantôt les pierres sont primitivement contenues dans les cellules; elles sont alors, suivant une expression consacrée, enchatonnées ; elles y jouissent d'une certaine mobilité, sans pouvoir en sortir toutefois; ou bien elles y sont exactement fixées, soit qu'elles n'en dépassent pas l'ouverture, soit encore qu'elles envoient à travers son pourtour un prolongement plus ou moins saillant. Cette dernière disposition se rapproche de celle qu'on observe quand un calcul, engagé dans un uretère, n'ayant pas pu tomber dans la vessie, reste en partie contenu dans ce conduit et s'avance en partie dans celle-ci. Introduire l'extrémité d'un litholabe ou d'un brise-pierre dans une cellule, n'est possible que tout autant qu'elle est dilatable ; et quoique M. Civiale prétende y être parvenu, cette manœuvre exige tant de dextérité et une main si exercée, que le résultat est plus propre à provoquer l'étonnement que l'imitation. Écarter les bords de l'ouverture, ménager la muqueuse, toujours disposée à s'appliquer sur le corps étranger, sont évidemment de grandes difficultés, moins grandes cependant que l'inconvénient d'augmenter l'irritation de cette membrane, toujours alors plus ou moins altérée, de la perforer peut-être, sans avoir encore la certitude que les fragments, produit de l'écrasement opéré dans ce lieu, en seront aisément délogés.

La cystotomie n'est pas non plus sans embarras et sans

dangers ; mais l'agrandissement de l'ouverture de la cellule à l'aide d'une incision, a plus d'une fois permis l'extraction totale du corps étranger ; elle nous paraît donc préférable, bien que nous n'ignorions pas qu'elle a souvent aussi échoué, non-seulement dans ses conséquences définitives, mais aussi dans ses conséquences immédiates. Elle convient encore quand la pierre enchatonnée se prolonge dans la cavité vésicale. Il est sans doute aisé, comme l'a fait à plusieurs reprises M. Civiale, de broyer la partie saillante ; mais restera ensuite la partie enkystée, et ce cas rentre dès-lors dans le précédent. Par le moyen de la taille, il est possible d'opérer un débridement pour la rendre entièrement libre. Enfin, si plusieurs calculs sont enfermés dans des loges très-exigues et indépendantes, nous repoussons également les deux méthodes. Qu'aurait-on, par exemple, obtenu, soit avec l'une, soit avec l'autre, dans ce fait dont nous donnons le résumé?

Observation V.

Vessie à colonnes et à cellules. — Quinze petits calculs enkystés.

Montpierre (de Marseille), âgé de 64 ans, arriva le 13 novembre 1849 à l'Hôtel-Dieu Saint-Éloi, comme atteint d'une maladie de la vessie urinaire. Il éprouvait des souffrances très-vives dans cet organe et au gland, et de grandes difficultés dans l'émission des urines; celles-ci étaient catarrhales. Le cathétérisme, pratiqué à plusieurs reprises par MM. les professeurs Bouisson et Benoît, par les internes et par moi-même, ne fit constater qu'un peu d'hypertrophie de la prostate et une excessive susceptibilité des parois vésicales. Cette opération fut renouvelée un très-grand nombre de fois, sans autre résultat, parce que l'inflammation de ces parois s'étant exaspérée et une méningite étant survenue, il fallait régulièrement évacuer l'urine par la sonde. Le malade succomba, le 18 décembre.

Autopsie. — On trouva dans l'encéphale des traces indubitables d'arachnitis ; le foie contenait un abcès dans la fossette de la vésicule du fiel, et tout autour, le péritoine était couvert de fausses membranes. La vésicule du fiel renfermait des calculs biliaires.

Le rein gauche était atrophié ; le droit était hyperémié ; sous l'enveloppe séreuse, des pseudo-membranes s'étaient organisées et du pus s'y étalait en nappe ; les uretères étaient sains.

La vessie était énormément dilatée ; ses parois, épaisses, hypertrophiées, donnaient au toucher une sensation particulière qui trouva une explication satisfaisante quand, après l'avoir ouverte, on fit sortir par la pression de petits calculs qui étaient cachés dans des loges très-nettement délimitées : il y en avait quinze, du volume d'une noisette, de couleur gris-jaunâtre, très-denses, semblables à de petits cailloux en forme de pyramide à quatre faces et à sommet tronqué. L'aspect de la face interne de la vessie était celui des ventricules du cœur ; de fortes colonnes saillantes s'entrecroisaient en divers sens de manière à circonscrire de petites dépressions dont le fond, plus large que l'ouverture, était exactement en rapport avec la configuration des calculs ; elles étaient supérieures en nombre à ceux-ci, et de dimensions très-variables. Il fut facile de s'assurer que la muqueuse seule en tapissait tout le pourtour, les fibres charnues servant à les séparer. Cette membrane était vivement injectée dans l'intérieur de ces cellules et surtout vers la paroi postérieure et au niveau du col. Les lobes latéraux de la prostate étaient un peu engorgés ; la barrière urétro-vésicale se dessinait légèrement, et un petit abcès existait sur la vésicule séminale gauche.

Cette conformation de la vessie entraînait, non pas une erreur dans le diagnostic, mais l'impossibilité de l'établir. En supposant même que le cathéter fût parvenu à toucher un des calculs, elle était évidemment perfide, en ce qu'elle aurait pu induire à tenter une opération qui ne pouvait avoir que des dangers : taille ou lithotritie, aucune n'aurait jamais permis d'extraire tous les corps étrangers, et ces sortes de cas ne comportent pas même un remède incertain ; ils excluent toute intervention chirurgicale.

Enfin, la pierre se trouve parfois entièrement cachée dans une cavité sans ouverture : c'est là le véritable enkystement qui, plus que l'enchatonnement, la dérobe aux recherches et qui, dans les circonstances où le diagnostic est assez clair pour légitimer l'emploi des instruments, n'autorise que la taille. On doit agir de même quand le calcul, à nu dans la vessie, est fixé à ses parois par des prolongements charnus. Le broiement qui a été pratiqué dans ces conditions n'arrive jamais à le détruire en entier, à moins qu'on ne veuille s'exposer à déchirer aveuglément les membranes au point d'adhérence. La lithotomie permet du moins l'introduction d'un instrument tranchant jusqu'au calcul, et une division régulière des liens organiques qui le maintiennent. Ce n'est certes pas sans périls qu'on vient à bout de cette laborieuse entreprise ; mais cette conduite a réussi et mérite d'être imitée.

§ 2. Nous avons eu plus d'une fois à signaler, dans le cours de ce travail, les troubles morbides que la présence de la pierre suscite dans l'organe où elle séjourne, et dans ceux qui lui sont unis par voie de continuité ou par un de ces rapports mystérieux anatomiquement inexplicables, mais révélés par les souffrances dont ils sont le siége à l'occasion de ses propres désordres. Il faut maintenant les étudier dans leurs relations avec l'opération de la lithotritie, et rechercher dans quelle mesure il convient d'en tenir compte, quand il s'agit d'assurer le succès de cette méthode.

Les diverses modifications organiques du canal de l'urètre et de la vessie, nous ont déjà offert une foule de cas où la dextérité du chirurgien devait subir de pénibles épreuves, et rencontrer même des difficultés qui mettaient en défaut l'habileté la plus consommée dans le maniement des intruments lithotriteurs. A cet égard, l'action de ceux-ci est donc bornée, et nous nous sommes appliqué à marquer les points où elle devait s'arrêter. Celles que nous nous proposons d'examiner sont d'une nature bien différente, et exigent chez l'opérateur des qualités d'un autre ordre. Si la perfection de l'appareil instrumental, si des mains exercées ont pu reculer les limites d'une opération que des obstacles matériels semblaient d'abord réduire infiniment dans ses applications, ce progrès et ces qualités physiques, sans être indifférents pour surmonter ou éluder les complications que les altérations vitales des organes génito-urinaires introduisent dans le broiement d'un calcul vésical, ont évidemment alors une importance accessoire. Ici la sagacité du chirurgien doit s'exercer dans une autre sphère. Les procédés les plus délicats de l'analyse clinique sont indispensables pour démêler, au milieu de lésions souvent multiples et latentes, la filiation des phénomènes, pour saisir leur degré de prédominance, leur étendue et leurs tendances, et ces notions doivent souvent à elles seules le conduire au choix de la méthode la plus convenable, l'exploration des parties n'intervenant qu'à titre de moyen de renseignement ou de contrôle. Dépourvu de tact médical, il s'exposerait à voir échouer les tentatives les mieux dirigées et les mieux justifiées par la connaissance exacte des dispositions organiques et de l'état du corps étranger. L'extrême valeur des autres conditions va ressortir de l'analyse que nous allons en faire.

Si certaines pierres ont pris parfois, par un séjour prolongé dans la vessie, des proportions énormes sans révéler leur présence par des douleurs ou des incommodités bien appréciables, il est plus commun d'y observer une exaltation de la sensibilité, qui est comme le premier témoignage de l'existence des calculs. A côté des souffrances qui en résultent pour les malades, il semblerait que le passage et les divers mouvements d'une sonde ou d'un lithotriteur ne devraient provoquer que des sensations fort tolérables. Or, s'il en est ainsi dans la grande majorité des cas, le canal de l'urètre et le réservoir de l'urine deviennent, dans plusieurs circonstances, tellement susceptibles, que la pénétration d'un instrument paraît à certains d'entre eux un supplice plus redoutable que les douleurs entretenues par le corps étranger. Plus d'une fois il faut faire la part de la pusillanimité, d'une appréhension irréfléchie, involontaire, mais impossible à vaincre, ou d'une sorte de terreur que l'idée seule d'une opération chirurgicale réveille chez quelques sujets. Il en résulte alors un état général très-fâcheux, fort dangereux par ses conséquences, et que nous aurons à examiner plus tard. Mais, même chez des hommes courageux, bien résolus à accepter les secours de l'art dans ce qu'ils ont de plus pénible pour les organes vivants, on rencontre cette exagération de la sensibilité qui, réveillée par le contact des instruments, s'élève à un degré supérieur à toutes les déterminations. Quoique concentrées dans les parties mêmes avec lesquelles ils sont mis en rapport, il serait imprudent de n'en pas surveiller les manifestations et d'exiger de la part des opérés des efforts de résistance auxquels leur bonne volonté ne saurait suffire.

C'est en vue de prévenir ou d'amoindrir cette complication, que certains soins préliminaires ont été recommandés par des praticiens éclairés. Préparer et habituer peu à peu le canal de l'urètre, le col et les parois de la vessie aux manœuvres nécessaires à la destruction de la pierre, par des injections émollientes et calmantes, des bains, l'introduction de plus en plus rapprochée et la présence graduellement plus prolongée des bougies, des cathéters et même des brise-pierre, est un précepte sage, auquel il y a avantage à se conformer, mais qui ne saurait suffire que dans les cas les plus simples. Au point de vue où nous nous plaçons actuellement, c'est une des complications les plus sérieuses que nous ayons à envisager. Rarement du reste elle se présente seule et, sans parler de son adjonction aux divers changements organiques dont il a été précédemment question (rétrécissements du canal de l'urètre, hypertrophie de la prostate etc., etc.), il est certain qu'un excès de *sensibilité* de la vessie doit entraîner nécessairement une exagération corrélative de sa *contractilité*; d'où il suit que les tentatives, tout en augmentant les souffrances du sujet, deviennent plus laborieuses. Revenant fortement sur elles-mêmes, les parois de cet organe s'appliquent étroitement contre le calcul, expulsent à tout instant le peu d'urine qui s'y amasse, et ne laissent aucun intervalle qui permette d'y injecter même une faible quantité de liquide ou de faire mouvoir les divers agents du broiement. Le retour de ces phénomènes, l'existence d'une irritation chronique consécutive au séjour du corps étranger, entretiennent aussi un accroissement de l'activité nutritive qui a pour effet l'épaississement de ses membranes, au détriment de sa capacité. Cette *hypertrophie concentrique* du réservoir urinaire forme par elle-même une des conditions les moins favorables à la lithotritie, quel que soit le volume de la pierre. Indépendamment de la gêne extrême qu'elle apporte, par défaut d'espace, au jeu des instruments, elle expose au pincement, à la déchirure de la muqueuse vésicale, et quand il s'y joint l'irritabilité et le spasme que nous venons de signaler, la contre-indication est formelle.

La combinaison de ces trois ordres de lésions a paru à quelques auteurs presque nécessaire, au point qu'ils ne concevraient, pour ainsi dire, pas l'existence de la dernière sans la présence des deux autres, et que celles-ci à leur tour devraient inévitablement amener cet état de resserrement permanent. Il y a dans cette manière d'apprécier les rapports de ces troubles morbides, une erreur qu'il est important de dissiper au point de vue de la pratique, et qui nous donne l'explication de la divergence des auteurs relativement à certains moyens de traitement dont cette confusion a longtemps obscurci les effets.

L'hypertrophie concentrique s'effectue souvent d'une manière latente ; elle marche graduellement, mais ses progrès sont continus et tendent à rétrécir de plus en plus la cavité vésicale, résultat d'autant plus assuré que l'accroissement graduel du calcul aboutit de son côté à établir un contact immédiat entre sa propre surface et la face interne du réservoir urinaire. L'irritabilité et le spasme sont sujets à des variations extrêmes : ils n'ont pas une marche régulière, et le racornissement des membranes est souvent momentané. Sollicitée par des déplacements et des mouvements plus ou moins précipités, par une injection, par la présence d'une sonde ou du lithotriteur, cette réaction de la vessie n'est pas indéfinie. Au bout de quelques instants, fatiguée de l'énergie qu'elle vient de déployer, celle-ci se relâche, devient plus souple et n'oppose plus, bien qu'elle soit vide, autant de résistance au développement et à l'action des instruments [1]. C'est ainsi qu'on peut concevoir la possibilité de *manœuvrer à sec* dans ces occasions, d'augmenter peu à peu la dilatabilité de cet organe, d'éloigner et même de supprimer des accidents qui rendraient, par leur retour trop assidu, l'opération du broiement trop pénible et trop dangereuse pour être reproduite avec sécurité à de courts intervalles. A-t-on quelque chose à espérer quand les fibres musculaires de la vessie ont acquis une épaisseur considérable et sont venues occuper un espace qu'on chercherait vainement à leur faire abandonner? Rien ne met plus en lumière ces différences essentielles et ne démontre mieux l'utilité pratique de cette distinction, que l'emploi des narcotiques dans les deux cas. Administré indifféremment dans l'un et dans l'autre, l'opium à haute dose a produit des effets très-divers, comme on devait s'y attendre. C'est pour n'avoir pas su discerner avec assez de netteté la nature des deux ordres de lésions, qu'on a conclu de l'incertitude de ces résultats à l'insuffisance du moyen thérapeutique, et que les auteurs ont fait à ce sujet les recommandations les plus contradictoires.

[1] Leroy d'Étiolles; *De la lithotritie*, pag. 66.

Proposés et mis en usage avec le plus grand succès par M. Heurteloup [1], les opiacés ont moins bien réussi entre les mains de M. Leroy d'Étiolles, qui n'engage pas à y avoir recours [2]. M. Civiale, en cherchant surtout à mettre en garde contre l'abus qu'on pourrait en faire et montrant les dangers d'un narcotisme général trop souvent provoqué à cette occasion, manifeste aussi à plusieurs reprises sa répugnance, même pour l'usage modéré de cette substance, à moins qu'elle ne soit introduite par le rectum [3]. Nous admettons ces réserves et nous acceptons même l'exclusion absolue de cet agent, pour es cas d'hypertrophie concentrique; mais nous avons à consigner un exemple si remarquable de son efficacité contre les contractions spasmodiques de la vessie, succédant à une excitabilité trop vive, que nous ne pouvons partager les craintes de ces chirurgiens dans les cas de cette nature.

Observation VI.

Calcul vésical volumineux. — Exagération de la sensibilité et de la contractilité vésicales, calmée par l'opium. — Catarrhe vésical. — Lithotritie. — Guérison après vingt séances.

Vers la fin de novembre 1847, entrait à l'hôpital Saint-Éloi le nommé Jean Laux (de Salles), âgé de 67 ans. Depuis cinq ans il présentait tous les symptômes de la pierre, et une exploration faite par M. le docteur Caffort (de Narbonne) en avait signalé l'existence; à plusieurs reprises il avait rendu quelques graviers. Il était alors dans des conditions fâcheuses : à la suite du voyage qu'il avait fait en voiture, il ressentait des douleurs vives du côté de la vessie; il ne pouvait garder ses urines plus d'une demi-heure, et ce liquide, trouble, visqueux, laissait déposer d'épaisses mucosités sur le tamis à travers lequel on le faisait passer. La prostate, examinée par le toucher rectal, ne dépassait pas sensiblement ses dimensions normales. Mais le calcul, autant qu'on put s'en assurer par le cathétérisme et le doigt porté à travers l'anus, jusqu'au bas-fond de la vessie, avait un volume considérable. Il existait en même temps deux hernies inguinales. Quoique dans un état d'éréthisme général assez pénible, il demandait à être opéré immédiatement, désir auquel M. le professeur Bouisson refusa d'accéder avant d'avoir habitué le canal de l'urètre et la vessie au contact des instruments et à la pré-

---

[1] Heurteloup; *Principles of lithotrity*, pag. 409.

[2] Leroy d'Étiolles; *op. cit.*

[3] Civiale; *Traité historique et pratique de la lithotritie*. Paris, 1847, in-8°, pag. 77 et 133. — *Le Progrès*, 1re année, tom. II, pag. 105.

sence des injections émollientes, qui étaient alors très-imparfaitement tolérées.

Le 28 décembre avaient eu déjà lieu trois séances, d'une durée de cinq minutes, qui n'entraînèrent aucun inconvénient, à l'exception d'un léger écoulement de sang. Elles furent fructueuses et suivies de l'expulsion de quelques fragments.

Après une quatrième (29 décembre), très-courte (5 minutes), la prostate s'engorgea légèrement; les douleurs devinrent fort vives au périnée; mais l'état général resta satisfaisant. — Repos, diète, bain, cataplasme au périnée.

Une autre put être pratiquée le 5 janvier sans nouveaux troubles. Mais le 12, après la sixième, le liquide évacué avec la sonde était plus sanguinolent; une nouvelle injection fut presque immédiatement rejetée. Le 13 et le 14, aucun nouveau fragment n'avait été rendu; les douleurs étaient très-prononcées au col vésical; il y avait de véritables épreintes et le malade rejetait à chaque instant, après d'incroyables efforts, quelques gouttes d'urine. Le 15, une injection narcotique est rendue presque aussitôt après son arrivée dans la vessie. Le sujet est dans un état de surexcitation nerveuse avec tremblement général, malaise, etc. M. Bouisson lui prescrit alors trois pilules contenant chacune 1/2 grain extrait gommeux d'opium et un lavement avec 10 gouttes de laudanum. Ce traitement, continué jusqu'au 26 janvier, produit un amendement notable. Sous son influence, les douleurs cessent; des fragments sont rendus tous les jours en grand nombre, et les urines, ainsi que les injections, sont moins rapidement expulsées.

Le 28, septième séance, durée 4 minutes; pas de fièvre. Pilules opiacées. — Le 2 février, huitième séance, rien de particulier; mais le 5, des douleurs assez vives se font sentir au testicule gauche, et surtout à l'hypogastre, où sont appliquées 12 sangsues. — Le 6, orchite, écoulement blennorrhagique par le canal de l'urètre. Ce dernier accident est surtout caractérisé le lendemain, et dès ce moment l'orchite diminue, ainsi que les dernières douleurs hypogastriques et périnéales. L'opium pourtant est encore continué pendant quelques jours. L'irritation urétrale se calma bientôt, et, du 14 février au 27 avril, M. Bouisson fit douze nouvelles séances qui n'entraînèrent aucun accident digne d'être noté. Les urines, retenues pendant plus de temps, perdirent peu à peu leur caractère catarrhal et devinrent plus limpides et moins épaisses; les injections, mieux conservées, permirent de prolonger un peu plus la manœuvre, sans qu'on dépassât jamais sept minutes; les instruments, d'abord du plus faible numéro, furent remplacés par d'autres plus volumineux; les fragments furent rendus avec facilité, et c'est à peine si de temps à autre leur expulsion provoquait quelques efforts douloureux. Le 27 avril, l'exploration de la vessie, faite dans le but de s'assurer si sa cavité était entièrement libre, fut suivie d'une irritation qui exigea encore l'application de 20 sangsues au périnée ; mais huit jours plus tard M. Bouisson put constater, dans une vingt-deuxième séance, qu'aucun fragment n'y avait été oublié, et le malade sortit bientôt après, entièrement délivré de la pierre et du catarrhe concomitant.

Ce qui fait l'importance de cette observation, c'est que l'administration de l'opium, après avoir calmé la susceptibilité et modéré l'énergie contractile du canal de l'urètre et de la vessie, a permis de poursuivre pendant un grand nombre de séances la destruction d'un calcul volumineux. En général, c'est lorsque ces accidents coïncident avec des corps étrangers petits et friables, que cet agent et les autres secours de la médecine trouvent leur indication. Pour peu que les conditions physiques de la pierre soient différentes, et que les premiers soins consacrés à les combattre n'obtiennent pas en peu de temps de résultat avantageux, il faut renoncer à la lithotritie et pratiquer la taille. L'abus des opiacés entraînerait alors de graves dangers. La thérapeutique n'offre pas d'ailleurs beaucoup d'autres ressources qu'on puisse y substituer sans crainte. Les anesthésiques, qui ont encore plus de puissance pour supprimer les manifestations de l'irritabilité de ces parties, doivent, de l'avis de presque tous les praticiens, être rigoureusement écartés, et les limites de leur indication ne dépassent pas celles que nous avons assignées à l'usage des narcotiques. A cet égard, l'unanimité est presque complète, et nous nous croyons dispensé par cela même d'en énumérer tous les motifs. Dans son *Traité de la méthode anesthésique*, M. Bouisson a parfaitement tracé des règles précises qui établissent avec netteté l'étendue des applications de l'éther et du chloroforme à la lithotritie[1]. M. le professeur Courty, de son côté, malgré les services que ces moyens lui ont rendus dans le cathétérisme et la dilatation des rétrécissements du canal de l'urètre, conseille la plus grande réserve à propos de leur emploi dans l'écrasement de la pierre[2]. Chez les spécialistes, à part M. Amussat, nous trouvons la même opposition. M. Leroy d'Étiolles y a rarement recours, et

---

[1] Bouisson; *Méthode anesthésique*. Paris, 1850, in-8°, pag. 454.

[2] Courty; *Compte-rendu de la cliniq. chirurg.* Montpellier, 1851, pag. 147.

d'après M. Civiale, il n'y aurait point de pratique plus désastreuse que celle qui consisterait à vouloir maîtriser les mouvements involontaires des malades, à l'aide de l'anesthésie, pour se débarrasser de quelques importunités et se livrer à des manœuvres prolongées, pendant lesquelles les impressions ressenties par les organes ne pourraient plus servir d'avertissement pour le chirurgien[1]. Ainsi donc, la sensibilité excessive et la contractilité exagérée de la vessie, sans la coexistence de la diminution permanente de sa capacité, sont susceptibles de céder aux narcotiques et aux anesthésiques; mais l'administration de ces agents doit être fort restreinte et même abandonnée dès qu'il sera démontré qu'il faudrait la réitérer trop souvent et trop longtemps pour faire entièrement disparaître ces complications : l'intensité, ainsi que la persistance de ces dernières, deviennent dès-lors un motif d'exclusion pour la lithotritie.

Le défaut, aussi bien que l'excès de contractilité des parois vésicales, est souvent une source d'embarras dans l'application de la même méthode. Si le racornissement de celles-ci s'oppose à la pénétration et au développement du lithotriteur; si, en s'appliquant sur le calcul ou sur ses fragments quand on est parvenu, dans un moment de relâchement, à le diviser, elles entravent l'entier accomplissement de l'opération, *la paralysie* de la poche urinaire est pour le troisième temps de la lithotritie une cause de retard et même d'empêchement. L'évacuation des débris éprouve, en effet, des difficultés proportionnées au degré de l'inertie de l'organe.

Pour bien apprécier la nature même de ces difficultés, il convient de préciser le sens attaché au mot qui semble en indiquer l'origine. Les effets de la contraction de la vessie, c'est-à-dire, l'expulsion de l'urine, manquent dans des conditions fort diverses, qu'on ne saurait confondre sans inconvénient sous une détermination commune. Dans une foule de cas, c'est par suite, non de l'impuissance, mais de l'impossibilité de le chasser, que ce

---

[1] Civiale; *Le Progrès*, 1re année, tom. II, pag. 106.

liquide est retenu dans son réservoir. La prostate hypertrophiée, une valvule anormale développée à l'origine de l'urètre, sont les obstacles les plus communs à son écoulement au dehors, et il est assez ordinaire de trouver alors les fibres musculaires qui sont chargées de l'expulser, non point atrophiées et pâles comme elles devraient se présenter si elles étaient inactives, mais rouges et très-saillantes par suite de la lutte infructueuse, mais incessante, qui s'établit entre elles et les barrières qu'elles ne peuvent lui faire franchir[1]. C'est cependant cet état qu'on a longtemps considéré comme une paralysie essentielle.

Celle-ci a d'autres caractères organiques, et par suite d'autres conséquences qu'il n'entre pas dans notre objet d'examiner en particulier. Nous n'essaierons pas davantage de rechercher jusqu'à quel point il est permis d'en admettre l'existence. Si les anciens, peu renseignés sur les détails anatomiques qui ont révélé le véritable mécanisme d'un grand nombre de rétentions d'urine indépendantes des rétrécissements du canal de l'urètre, des corps étrangers, de l'excitation ou des lésions organiques du col et du corps de la vessie, étaient beaucoup trop portés à invoquer cette cause en l'absence de ces dernières, il nous paraît que les modernes sont tombés dans un excès contraire, en la niant d'une manière absolue. Nous nous rappelons un malade de l'Hôtel-Dieu Saint-Éloi, qui fut examiné par M. Mercier, l'un des partisans les plus exclusifs de cette opinion. Atteint d'une rétention d'urine étrangère à une altération des centres nerveux, il n'offrit pas davantage, après une exploration minutieuse plusieurs fois répétée par cet habile chirurgien, la moindre modification, soit dans la cavité vésicale, soit dans les lobes de la prostate, à laquelle il fut possible de la rattacher. Les parois de ce réservoir avaient simplement perdu leur faculté contractile, et M. Mercier ne put se refuser à le reconnaître. Quoi qu'il en soit, ces cas sont rares ; ceux dans lesquels cette impuissance succède à des troubles cérébraux ou rachidiens le sont également, en ce qui concerne du moins leur coïncidence avec des calculs vésicaux. Dans la paralysie

---

[1] *Dictionnaire* en 30 vol., article Prostate, tom. XXVI, pag. 192.

idiopathique, les séances de lithotritie présentent un avantage sur lequel néanmoins il ne faudrait pas toujours compter : la contractilité de la vessie paraît s'être réveillée quelquefois par le contact des instruments, ainsi que le prouve l'exemple célèbre de l'astronome Zach, dont l'observation, rapportée par M. Civiale, a eu un très-grand retentissement [1].

Mais que l'inertie soit essentielle ou consécutive, y a-t-il dans les embarras que cette complication doit entraîner après l'opération, un motif suffisant pour détourner de l'entreprendre ? Quand elle n'est accompagnée d'aucune autre lésion plus ou moins appréciable, on montrerait, en s'en abstenant, des craintes excessives vis-à-vis d'un accident qu'il est possible de prévenir ou de faire disparaître. Pour éviter l'accumulation des débris d'un calcul dans le bas-fond d'une vessie inactive, il convient d'attaquer en détail chacun des fragments qui résultent de l'action du brise-pierre et de les réduire successivement en détritus, de manière qu'au défaut des efforts d'expulsion ordinaires, l'urine ou des injections puissent les entraîner avec elles à l'aide d'une sonde. Sans s'astreindre même à cette pratique minutieuse et toujours lente dans ses résultats, l'extraction plus ou moins immédiate de ces fragments est assurée avec le concours d'instruments ingénieux inventés dans ce but, tels que le ramasseur, le percuteur à cuillers de M. Heurteloup [2], la sonde évacuatrice à double courant de M. Mercier [3], etc.

Malheureusement ces manœuvres, si simples au point de vue mécanique, ne sont pas toujours inoffensives. Avec ce défaut de contractilité, avec une augmentation de capacité qui, en rendant si aisés l'écrasement de la pierre et la recherche de ses débris, semblent très-favorables à l'heureuse terminaison de ces divers temps de l'opération, existe souvent une irritation sourde, latente, d'autant plus redoutable que, ignorée du chirurgien, elle se ré-

---

[1] Civiale; *Deuxième lettre sur la lithotritie.* Paris, 1828, in-8°, pag. 44.

[2] Heurteloup; *De la lithotripsie sans fragment.* Paris, 1846, in-8°, pag. 98.

[3] Mercier; *Mémoire sur un nouveau moyen d'extraire les fragments après la lithotritie, dans les cas compliqués de rétention d'urine, à la suite des recherches sur une cause peu connue de rétention d'urine.* Paris, 1844, in-8°, pag. 357.

veille tout à coup avec une acuité imprévue, et prend rapidement des proportions inattendues. Cette *atonie vésicale*, ainsi que l'appelle M. Civiale[1], pour la distinguer de la paralysie proprement dite, est plus commune qu'on ne serait porté à l'imaginer, et devient fréquemment pour la lithotritie le point de départ d'excessives complications, contre lesquelles on ne saurait se mettre en garde avec assez de soin, si l'on veut en éviter à propos les funestes conséquences. Entretenue par l'irritation chronique, l'atonie se caractérise surtout par la faiblesse et la lenteur des contractions et l'évacuation incomplète de l'urine, et celle-ci devient une véritable rétention quand cette irritation passe au mode aigu, au contact des instruments. Les fragments du calcul broyé dans une première séance viennent, en outre, s'appliquer au col de manière à en obturer l'ouverture, et donnent ainsi un nouvel aliment à la phlegmasie, par l'accumulation d'une urine altérée. Interroger avec soin l'irritabilité de cet organe, même alors que la perte de son ressort n'est pas consécutive à quelqu'une de ces lésions organiques siégeant à la prostate ou sur ses parois; éteindre par des moyens calmants, quand elle est reconnue, cette tendance cachée à l'inflammation, pour s'efforcer ensuite par des injections plus ou moins stimulantes ou des tentatives habilement ménagées de cathétérisme ou de broiement, d'exciter en toute sécurité sa faculté contractile, telle est la marche à suivre. Mais si, malgré ces essais préalables, les fonctions du réservoir urinaire paraissent en même temps abolies et perverties par cette cause, si les premières séances donnent lieu à des manifestations morbides suspectes, la prudence exige qu'on abandonne la lithotritie.

Ce conseil doit sembler étrange, quand on sait que l'inflammation nettement accusée d'une vessie en possession de toute son énergie musculaire, n'en interdit pas l'exécution, pourvu qu'elle n'ait pas atteint un degré extrême. Soit que la facilité des manœuvres engage alors à les prolonger outre mesure, et conduise ainsi avec plus de certitude, à l'insu même de l'opérateur, à la transformation de cette irritation latente en phlegmasie aiguë; soit que la paresse de l'organe l'expose à ressentir plus profon-

---

[1] Civiale; *Traité historique et pratique de la lithotritie*, pag. 138.

dément les effets de celle-ci, l'atonie est plus redoutable que certaines formes de cystite coïncidant avec les calculs vésicaux.

Parmi celles-ci, le *catarrhe vésical*, à cause même de sa fréquence, a de tout temps fixé l'attention des lithotriteurs, au point de vue de son influence sur l'emploi de leurs procédés. Souvent consécutif à la présence de la pierre, déterminé parfois par l'action du lithotribe, cet état n'est pas toujours de nature inflammatoire et remonte aussi, dans plus d'un cas, à une époque antérieure à l'origine de la concrétion. Sans entrer dans des développements oiseux sur le rôle qu'elle peut jouer dans la formation et la composition de cette dernière, nous avons à rappeler que les sécrétions visqueuses qui en sont le produit ont pour effet de favoriser le dépôt de matières phosphatiques, et par suite l'augmentation du volume du calcul. Il serait en apparence fort important de le soustraire à cette cause d'accroissement par une opération rapide qui, comme la cystotomie, permît de le retirer en une seule fois. On éviterait ainsi de laisser prendre au corps étranger des proportions trop considérables, en supprimant deux des causes susceptibles d'entretenir ou de ramener l'altération qui tend à les exagérer de plus en plus, à savoir : son séjour dans la vessie et l'introduction des brise-pierre ; enfin on ne serait pas exposé, par la suspension forcée des séances de lithotripsie, à laisser des fragments se recouvrir dans la vessie de nouvelles couches, et le traitement de l'affection catarrhale serait par cela même infiniment simplifié. Cependant ces prévisions sur les inconvénients de cette dernière, dans cette circonstance, n'ont pas généralement été confirmées par les résultats de l'expérience. Le catarrhe vésical ne met pas d'empêchement sérieux à la lithotritie, tant qu'il n'est pas accompagné d'autres lésions vitales ou organiques plus invétérées ou plus prononcées. Quoique Brodie ait pensé qu'en les enveloppant de mucus, cette sécrétion s'oppose à ce que les branches de l'instrument saisissent avec force les fragments du calcul [1], jamais cette difficulté ne s'est présentée

[1] Brodie; *Leçons sur les maladies des organes génito-urinaires*, traduites par Patron. Paris et Montpellier, 1845, in-8°, pag. 430.

au point d'enrayer l'opération. Si parfois l'apparition du catarrhe succède aux manœuvres diverses nécessaires pour en achever la destruction, il ne se prolonge guère au-delà de leur terme naturel. Rarement il a été pour les débris l'occasion d'un accroissement notable, et fréquemment, au lieu de s'exaspérer par la présence et les mouvements des instruments, on le voit diminuer après chaque séance, et disparaître même tout à fait avant que le dernier fragment de la pierre soit évacué. Nous ne voulons pas reproduire les explications qu'on a données de ce phénomène singulier, mais le fait est constant. D'ailleurs, lorsqu'il persiste après le résultat définitif, il n'est pas plus rebelle aux agents thérapeutiques qu'à la suite de la taille ; suivant M. Civiale, il y céderait même avec plus de facilité. Un parallèle à cet égard n'offrirait aucun avantage ; il suffit de savoir que la lithotritie n'est pas considérablement aggravée par la coexistence ou l'intervention de cette irritation superficielle. Nous l'avons rencontrée chez trois des malades dont l'histoire a déjà été rapportée dans le courant de ce travail (1re, 3e et 6e observations) ; et si l'écrasement a éprouvé chez chacun d'eux quelques interruptions, c'est à des complications d'une autre nature qu'il faut les rapporter. Dans notre sixième fait, la diminution du catarrhe pendant la durée du traitement a été fort remarquable, en ce qu'elle a coïncidé avec l'apparition d'un flux blennorrhagique. Mais, sans rappeler ces cas un peu complexes, on jugera mieux par le suivant de son importance réelle.

Observation VII.

Calcul compliqué de catarrhe de la vessie.— Lithotritie : arrêt de quelques fragments dans le canal de l'urètre. — Guérison après quatre séances. — Disparition du catarrhe.

Domergue (Rémy), tailleur de pierres, d'Olonzac (Hérault), âgé de 25 ans, entre à l'Hôtel-Dieu Saint-Éloi le 23 juillet 1850. Voici les renseignements qu'il nous fournit : Son grand-père a été calculeux ; de son côté, il a éprouvé quelques atteintes de l'affection scrofuleuse dans son enfance, et en 1847 il a contracté une blennorrhagie, bientôt guérie à la suite d'un traitement convenable. Il y a un an à peine qu'il offre les signes rationnels de la pierre ; mais les symptômes ont pris une plus grande intensité depuis trois mois, et surtout depuis le dernier. Les besoins d'uriner sont fréquents, en même temps que l'expulsion de l'urine est difficile et douloureuse, et ce liquide laisse déposer un sédiment considérable de mucosités blanchâtres. Le malade a perdu le sommeil et l'appétit; il a éprouvé un amaigrissement considérable, sous l'influence de sueurs nocturnes abondantes et d'une diarrhée continuelle. Le cathétérisme fait reconnaître l'existence d'un calcul, sans déterminer de trop vives douleurs.

Malgré la complication évidente d'un catarrhe vésical très-prononcé et d'un état général assez fâcheux, M. le professeur Bouisson ne craint pas d'entreprendre la lithotritie. La première séance a lieu le 26 juillet. — Durée 5 minutes; — le calcul, saisi par le lithotriteur à pignon nº 2, a dans son plus grand diamètre trois centimètres; — il est entamé. — Les suites sont assez pénibles : douleurs un peu plus vives dans la vessie; expulsion difficile de quelques petits fragments; fièvre pendant plusieurs jours. Lavement avec 5 gouttes de laudanum; frictions au périnée avec pommade camphrée et belladonée; bain; bouillon et soupe. Des fragments assez nombreux qui s'étaient accumulés au col de la vessie, sont refoulés avec une sonde. Du reste, le dépôt n'a pas augmenté.

Deuxième séance, 31 juillet, 3 minutes. M. Bouisson attaque de nouveau le calcul et broie plusieurs fragments. En laissant écouler le liquide injecté, il s'aperçoit que la vessie est un peu paresseuse. Cette fois les douleurs et la fièvre ne reparaissent pas, et un assez bon nombre de débris sont rejetés avec les urines. Celles-ci sont conservées plus longtemps et sont même devenues moins épaisses.

Troisième séance, 7 août, durée 4 minutes 1/2. L'écrasement est très-facile, et une injection pratiquée immédiatement après l'opération, entraîne une grande quantité de fragments peu volumineux, et le malade en rend spontanément de plus gros les jours suivants.

Quatrième séance, 13, durée 4 minutes 1/2. Plusieurs fragments et le reste du calcul sont successivement saisis et broyés; mais les manœuvres déterminent assez de douleur dans le canal. Une injection avec la sonde à double courant entraîne de nombreux débris. Le lendemain, la portion droite de la verge, à 4 centimètres du méat, est douloureuse et gonflée; en arrière de ce point s'est arrêté un fragment volumineux; plus profondément on en sent un autre. Ils sont saisis et extraits à l'aide du lithoclaste à mors plats. Le lendemain, cette opération est renouvelée; mais il faut d'abord écraser sur place les débris qui se sont arrêtés en avant et au niveau des bourses. Cette opération produit une certaine douleur et un peu de malaise; nous remarquons toutefois que la vessie ne s'en ressent pas, et que les urines deviennent chaque jour plus limpides.

Le 17, il est encore nécessaire d'extraire un fragment après que le malade en a rejeté quelques-uns. Cette expulsion spontanée continue les jours suivants, et, le 19, la sonde trouve le canal ainsi que la vessie entièrement libres.

Le 20, M. le professeur Bouisson pratique une nouvelle exploration avec le lithotriteur; il le promène dans la vessie dans tous les sens, fermé, ouvert; il constate par là qu'elle est entièrement débarrassée. Le malade a bon visage; il marche et se livre à des mouvements brusques, qui jusqu'alors étaient pour lui fort pénibles. L'urine laisse déposer encore un peu de mucosité; mais la masse de ce dépôt, qui n'a jamais augmenté pendant toute la durée de l'opération, est considérablement réduite, et le 24 août, jour de la sortie du sujet, ce liquide avait presque sa limpidité normale, même un certain temps après l'émission.

Notre intention, en rapportant des faits de ce genre, n'est point d'atténuer la portée de cette complication; nous voulons seulement démontrer que, dans une certaine mesure, elle est moins à craindre que la précédente, parce que, facile à discerner par des signes apparents, elle ne prend jamais le chirurgien au dépourvu. Mais s'il est par cela même suffisamment averti de son existence, il serait répréhensible de ne pas prêter à ses conséquences possibles une attention suffisante. Surveiller le moment de son apparition et de sa recrudescence, en rechercher les causes, calculer d'après la nature des lésions déjà reconnues de la vessie et le volume approximatif de la pierre, les probabilités de sa production: tel doit être l'objet de ses préoccupations constantes. Il faut surtout ne pas oublier que le catarrhe vésical étant souvent consécutif à des altérations organiques variées, et provenant quelquefois aussi d'une disposition vicieuse de l'économie ou de causes externes, il y a dès-lors nécessité de joindre aux manœuvres de lithotritie un traitement approprié à la diversité de ces origines et d'en modifier ou même d'en suspendre l'exécution suivant leurs caractères. Faute de se conformer à ces règles, on provoquerait des désordres autrement redoutables, en donnant à la maladie une marche plus aiguë et plus violente; et comme les chances de cette aggravation sont en raison de la multiplicité des séances, les dimensions du calcul seront appréciées avec assez de rigueur pour qu'on soit certain d'en obtenir la destruction totale au bout d'un petit nombre.

A plusieurs reprises, nous avons fait entrevoir que le développement d'une *cystite* était, pour le succès de la lithotritie en voie d'exécution, un accident très-compromettant. Quand elle est constatée avant les premiers essais, est-ce une expectation momentanée ou une abstention définitive qu'elle impose au chirurgien ? Une résolution n'est pas toujours facile à prendre; elle dépend de l'intensité de la phlegmasie et de l'étendue des désordres déjà effectués dans les parois de la vessie. Une inflammation franche, quoique vive, mais récente, cède généralement à une thérapeutique convenable ; et, moyennant un certain répit, elle permet de commencer ou de reprendre les manœuvres opératoires. Si elle résiste, elles seront loin d'avoir la même innocuité. Cependant, dans un cas où le traitement médical le mieux entendu était resté inefficace contre une cystite chez un calculeux, M. Ségalas ne craignit pas d'appliquer la lithotritie et s'en trouva bien [1]. Cette conduite, un peu téméraire, il faut le reconnaître, n'est encore possible que dans un petit nombre de cas. Ordinairement, une irritation qui se prolonge malgré l'emploi des moyens les plus rationnels, n'est pas seulement entretenue par la présence d'une pierre et diffère essentiellement de celle qui succède à la pénétration et au jeu des instruments. Elle est alors parvenue à un degré tel que les tissus en ont éprouvé des altérations profondes : ramollissement, ulcération, hypertrophie, gangrène partielle. Ces conséquences d'une inflammation intense se manifestent d'ordinaire à la longue et se révèlent par les modifications de l'urine; aux dépôts purulents se joignent peu à peu des détritus organiques et surtout une fétidité particulière qui fait juger de la nature et de l'étendue des lésions ; mais parfois aussi elles attendent pour éclater une occasion qui leur fait prendre immédiatement des proportions bien supérieures à l'atteinte portée aux parois vésicales. Ce qu'il y a d'étrange surtout, c'est que la cystotomie est, dans ces cas, moins périlleuse que la lithotritie, en sorte que la préférence doit être accordée à celle des deux méthodes qui intéresse le plus largement cet organe. L'expérience ayant démontré cette bizarre anomalie,

[1] Ségalas; *op. cit.*, pag. 378.

il suffit qu'on soit prévenu qu'une seule séance, accomplie avec tous les ménagements convenables, entraîne alors les suites les plus funestes, pour s'abstenir même d'une exploration régulière. Ainsi qu'on va le voir, cet essai peut devenir rapidement mortel, et une pareille terminaison, si elle venait à se reproduire trop fréquemment par l'imprévoyance de l'opérateur, aurait pour effet de faire perdre à la lithotritie ce caractère de bénignité relative qu'on s'accorde à lui reconnaître.

Observation VIII.

Calcul vésical ancien avec cystite. — Séance d'exploration. — Exaspération de la cystite ; péritonite ; inflammation et abcès des reins. — Mort.

Dominique Périn, cultivateur, âgé de 25 ans, de Pomerols (Hérault), fut admis le 2 mars 1849 dans les salles de la clinique chirurgicale, à l'Hôtel-Dieu Saint-Éloi. Il raconta que dès l'âge de dix ans il avait éprouvé quelques douleurs aux reins, mais sourdes et fort intermittentes. Mais il n'en fut pas de même d'un sentiment de pesanteur au périnée, de sensations très-pénibles avec fréquentes envies d'uriner et miction très-difficile, qui survinrent bientôt après, et qui depuis lors persistèrent en s'aggravant. Quoique le cathétérisme eût révélé l'existence d'un calcul vésical, au bout de quelque temps, par une déplorable incurie et une crainte excessive de toute manœuvre opératoire, il ne chercha pas à s'en faire délivrer. A l'âge de la puberté, il prit l'habitude de la masturbation, et ses souffrances s'accrurent d'une manière notable : il paraît que l'onanisme développait des douleurs atroces, et que l'émission de l'urine était souvent achetée au prix des efforts les plus violents. Depuis six mois, l'état de ce malheureux s'était encore exaspéré : une véritable strangurie s'était déclarée ; l'urine n'était rendue que goutte à goutte, et quelquefois le jet s'interrompait brusquement. Ce liquide, toujours expulsé en petite quantité, était trouble, purulent, et de temps à autre s'allumait une véritable fièvre, sous l'influence des paroxysmes des douleurs vésicales. Le facies du sujet exprimait la souffrance la plus vive, et son caractère était violent, irritable, concentré.

L'introduction de la sonde fit constater la présence d'un calcul inégal, assez volumineux, siégeant au niveau du col, et une grande susceptibilité des parois vésicales.

Le 6 mars, afin de s'assurer de la véritable position du corps étranger et de son volume réel, ainsi que de l'état des organes, avant de prendre un parti définitif, une injection fut poussée dans la vessie ; et quoiqu'elle eût été rendue aussitôt presque en entier, un lithotriteur à pignon nº 1 fut introduit immédiatement. Après six minutes de recherches, le calcul n'avait pu être encore saisi; tout le liquide s'étant écoulé et la manœuvre se faisant presque à sec, l'instrument fut retiré.

Dans la journée, après des douleurs excessives, le malade tomba dans un état de concentration profonde. La nuit le délire éclata; l'urine coulait goutte à goutte d'une manière continue.—Le lendemain, la peau était chaude, le pouls dur et serré. Bouillon; riz; tisane de graine de lin émulsionnée; looch blanc avec 15 gouttes de laudanum; frictions avec pommade camphrée et belladonée au périnée; cataplasmes sur l'abdomen.

Le 8, le malade était assez calme; mais la stupeur et les autres symptômes ne s'étaient pas amendés. Deux pilules avec 1/4 de grain extrait gommeux d'opium. On retire avec la sonde un peu d'urine sanguinolente.

Les jours suivants, cet état devint plus sérieux : la langue était sèche, brune; la peau rugueuse; à peu près étranger à tout ce qui l'entourait, le malade répondait vaguement et incomplètement aux diverses demandes qu'on lui adressait; face hébétée, regard éteint; douleurs vives à la région hypogastrique. Malgré des frictions avec la pommade mercurielle et belladonée sur ce point, des vésicatoires ammoniacaux à la partie interne des cuisses, des bols camphrés et nitrés, et autres moyens analogues, l'affection prit une marche continue, et la mort eut lieu le 13 à 9 heures du matin.

L'autopsie fut faite 24 heures après. La cavité de la vessie était entièrement remplie par un calcul mural de forme oblongue, pesant 170 gram. et ne portant aucune trace de l'action du lithotriteur. Les parois de cet organe, exactement appliquées contre le corps étranger, étaient épaissies, hypertrophiées; la muqueuse était ulcérée, ramollie, fongueuse en plusieurs points. Un abcès existait dans le tissu cellulaire post-pubien. Sur le sommet de la vessie et sur toute l'étendue de sa portion hypogastrique, le péritoine était enflammé; des pseudo-membranes en voie d'organisation étaient comme parsemées çà et là, et une certaine quantité de liquide lactescent s'était accumulée dans le point où cette membrane abandonne la paroi abdominale pour se porter sur le réservoir de l'urine.—Le rein du côté gauche, fortement hypertrophié et hyperémié, était couvert par un abcès sous-péritonéal à sa face antérieure. Le rein du côté droit, également injecté et volumineux, présentait dans son intérieur plusieurs abcès interstitiels; le bassinet et les calices étaient entièrement remplis d'un pus de mauvaise nature, et leur membrane muqueuse, ulcérée et ramollie, portait les traces d'une inflammation intense.

Les diverses altérations trouvées chez ce sujet dans les organes génito-urinaires et les régions circonvoisines, étaient de plusieurs ordres et différaient essentiellement par leur date. Mais elles représentent parfaitement la profondeur des désordres que la cystite longtemps prolongée finit par amener dans ces parties, et ceux qu'elle prépare pour des circonstances données. Toutes les lésions des membranes vésicales étaient déjà fort anciennes ; mais l'abcès situé en arrière de la symphyse du pubis et la péritonite hypogastrique étaient certainement d'origine récente. On ne saurait disconvenir que ces dernières n'aient été provoquées par la séance d'exploration, qui fut cependant exécutée avec la plus grande prudence; mais l'ensemble des symptômes locaux et généraux, quoique graves, ne pouvait faire préjuger une désorganisation aussi complète des parois du réservoir de l'urine. Cet exemple prouve donc qu'on doit tenir compte, non-seulement des phénomènes apparents, mais de l'ancienneté des troubles qui se dessinent avec trop peu de précision. Assurément, on ne peut considérer la lithotritie qui n'a pas même reçu un commencement d'exécution, comme responsable des suites déplorables d'une simple tentative, et la lithotomie n'aurait pas eu de résultats plus heureux ; mais cette disproportion entre des manœuvres chirurgicales si peu importantes et des effets immédiatement si fâcheux, est bien faite pour commander une réserve dont le moindre avantage sera d'exonérer la méthode du broiement d'accidents qui, dans l'intérêt de son avenir, doivent lui rester étrangers.

L'observation précédente perdrait une partie de sa signification, si nous passions sous silence l'état dans lequel nous avons rencontré les reins. Il ne fut pas à coup sûr sans influence sur la mort du malade, et nous sommes convaincu qu'au point où il était parvenu, il ne pouvait tarder à la produire. Les *lésions rénales* sont en effet une des complications les plus fréquentes et les plus graves de la pierre, et en même temps les plus obscures et les plus insidieuses. Il n'est pas de chirurgien qui n'ait pu s'en assurer à plusieurs reprises; il n'en est point aussi qui n'ait eu à déplorer l'insuffisance des moyens de diagnostic propres à les dévoiler. Ni l'exploration locale, ni le trouble de la sécrétion urinaire, au point de vue de la quantité ou de la qualité du liquide excrété, ni les signes anamnestiques, ne contiennent rien d'assez spécial pour donner un indice de leur existence. C'est par voie d'exclusion, par l'absence constatée d'une ou de plusieurs altérations, des autres parties de l'appareil urinaire assez prononcées pour donner l'explication d'un concours de symptômes généraux plus ou moins intenses, qu'on est parfois conduit à les soupçonner. L'incertitude est néanmoins toujours fort grande et il est rare qu'on arrive à prendre un parti, après avoir obtenu tous les éclaircissements nécessaires. Cette notion se rattache non-seulement aux soins préliminaires que comportent ces lésions, mais aussi à l'appréciation de l'opportunité d'une opération et au choix de celle-ci. Ce n'est pas que leur présence entrave par elle-même la mise en œuvre d'une méthode quelconque; mais elle influe au plus haut point sur ses résultats probables. A cet égard, les partisans exclusifs de la taille et ceux de la lithotritie, ont jugé des effets de chacune d'elles d'après leurs préventions plutôt que d'après l'examen raisonné des données cliniques. Il faut d'abord accepter comme une règle impérieuse qu'il est des cas d'où toute intervention chirurgicale doit être bannie, et nous donnerons comme exemple le dernier que nous avons rapporté. Quand l'état général et une exploration minutieuse des parties permettent de nourrir quelque espérance de succès, le choix de la méthode dépend du temps nécessaire à la délivrance du malade. Les lithotriteurs ont trop facilement repoussé la cystotomie, sous prétexte que la commotion inséparable de celle-ci était plus dangereuse pour la vie, que les fatigues procurées par les manœuvres de leurs instruments [1]. Cette raison serait excellente si une seule séance devait suffire à faire disparaître le calcul comme dans l'extraction par les voies artificielles, parce que l'irritation locale à la suite de l'une et de l'autre ne différant pas d'une manière sensible, la lithotritie conserverait sur la dernière l'avantage de ne pas imprimer un ébranlement aussi violent à l'économie. Mais si le volume, la dureté, ou le nombre des calculs, si les altérations concomitantes de la vessie exigent le retour infiniment trop réitéré de ces manœuvres, l'excitation qu'elles entretiennent dans ces parties, en se communiquant aux reins d'une

---

1 Civiale; *Parallèle*, etc., pag. 307.

manière trop assidue, donnera à des désordres médiocres et susceptibles de s'amender avec la sortie rapide de la pierre, une impulsion plus active et plus certaine que l'atteinte profonde, mais momentanée, qui résulte pour l'organisme de la lithotomie.

Il est des circonstances même où cet inconvénient se manifeste avec une évidence particulière ; l'irritation qui se propage jusqu'à l'appareil rénal, et qui devrait se dissiper bientôt après la cessation des séances d'écrasement, les dispose à devenir le siége des manifestations de certains états morbides qui se déclarent chez quelques sujets pendant la durée du traitement chirurgical de leur affection locale. Nous en avons recueilli un fait très-curieux que nous nous empressons de consigner ici.

Observation IX.

Calcul vésical sans complications bien prononcées.—Lithotritie ; variole intercurrente. — Mort. — Altérations graves des reins.

Gilodès (Jean) commença à rendre des graviers blanchâtres du volume d'un grain d'orge, vers l'âge de 11 ans. Il en expulsa, sans offrir aucun autre symptôme, environ quarante, jusqu'à sa vingtième année. Depuis lors, il n'en a plus recueilli ; mais il a ressenti des douleurs au périnée et éprouvé divers accidents qui, par leur caractère, leur intensité croissante et les causes de leur reproduction, indiquaient la présence d'une pierre dans la vessie. Le cathétérisme avait plus d'une fois confirmé ce diagnostic ; mais jamais aucun phénomène n'attira l'attention du côté des reins. A son entrée à l'hôpital Saint-Éloi, le 23 février 1859, une exploration attentive fit reconnaître dans la cavité vésicale un calcul assez volumineux, dur et siégeant vers le bas-fond. Les manœuvres de l'instrument furent bien supportées ; le canal de l'urètre était large, et rien ne dénotait l'existence d'aucune complication locale. L'état général étant très-satisfaisant, la lithotritie pouvait être entreprise sans crainte d'accidents bien sérieux.

La première séance eut lieu le 3 mars et la deuxième le 6. L'injection fut très-bien retenue ; le lithotriteur à pignon nº 2 ne rencontra aucun obstacle ; mais le calcul, plusieurs fois saisi, glissa toujours au moment du rapprochement des branches. C'est à peine s'il fut entamé : les suites furent très-simples ; mais le malade ne rendit presque aucun débris.

Dans la troisième séance, le 12 mars, le calcul, fortement fixé, finit par éclater ; puis, à six reprises différentes, plusieurs fragments furent broyés. L'opération, qui, comme les deux premières fois, avait duré six minutes, fut pratiquée avec la même facilité, sans souffrances, et dans la journée le malade rejeta un très-grand nombre de petits débris. Le lendemain il y eut pourtant un peu de douleur et de difficulté dans l'émission des urines.

Une quatrième séance, très-fructueuse, eut également lieu le 16 mars, et fut suivie de l'expulsion de fragments plus volumineux. Mais le 17, dans la soirée, le malade éprouva un accès de fièvre très-violent qui s'accompagna de douleurs lombaires et d'un sentiment d'ardeur dans le canal. Ces symptômes persistèrent les jours suivants, et il s'y joignit une diminution remarquable dans la quantité des urines, qui étaient en même temps rouges et rejetées avec peine, quoique le canal fût entièrement libre. (Quatre bouillons ; tisane de graine de lin émulsionnée; 16 sangsues aux lombes ; lavement avec 5 gouttes de laudanum.)

Le 20, nous eûmes la véritable raison des phénomènes généraux et locaux des jours précédents. Des pustules de variole s'étaient développées depuis la veille sur la face, et tout cet appareil symptomatique s'était considéralement calmé. Le malade fut envoyé dans les salles de la clinique médicale. Pendant trois jours, l'éruption parcourut régulièrement ses périodes; mais le quatrième, les pustules s'affaissèrent, du délire survint, un état grave se déclara, et la mort eut lieu le 25.

A l'autopsie, le rein gauche offrit, ainsi que le bassinet, les calices et l'uretère, une hypertrophie considérable. Ce dernier permettait l'introduction du doigt indicateur. Le tissu du rein était parsemé d'une foule de foyers purulents. Celui du côté droit était moins altéré. La vessie était saine ; elle contenait la moitié environ d'un calcul primitivement gros comme un œuf de poule, et un autre fragment du volume d'une noisette.

On ne saurait sans doute attribuer à la lithotritie les altérations constatées dans les reins de ce malade ; bien certainement l'hypertrophie existait avec un certain degré d'irritation avant les premiers essais, et l'inflammation suppurative qui s'y est déclarée en dernier lieu a été une des conséquences de la diathèse purulente introduite par la variole. Rien, en effet, avant le début de l'opération, pas plus qu'après chaque séance, n'a trahi un travail morbide de cette nature au sein de ces organes[1] ; et, en

---

[1] Les douleurs lombaires, qui ont été très-violentes et qui auraient pu, dans un autre cas, suggérer l'idée d'une néphrite, appartenaient à la période d'invasion de la variole, dont elles forment un des principaux caractères. MM. Rayer et Gendrin ont trouvé quelquefois des abcès dans les reins à la suite de cette maladie; mais, outre que le fait est rare, il ne signifie pas

supposant qu'il eût conservé cette marche insidieuse et obsure, qui est le propre des lésions rénales, par rapport aux symptômes locaux, leur état général plus ou moins caractérisé n'eût pas manqué de révéler ces souffrances cachées et permis même de les reconnaître en l'absence de toute modification dans la vessie et l'urètre. Mais il est évident pour nous, qu'en entretenant cette tendance à la phlegmasie, en l'augmentant même par l'introduction et le jeu des instruments dans le réservoir de l'urine, la lithotritie a facilité la suppuration de ces glandes et préparé une sorte de répercussion fâcheuse qui a peut-être contrarié et arrêté le développement des pustules varioliques sur la peau. Nous croyons que la lithotomie, en supprimant une cause d'irritation par l'extraction du calcul, et en évitant le renouvellement de manœuvres opératoires, toujours douloureuses, n'aurait pas eu de pareilles suites. Il faut convenir néanmoins que l'intervention de la fièvre éruptive ne pouvait nullement entrer dans les prévisions de l'opérateur et le faire renoncer à l'application d'une méthode d'ailleurs parfaitement indiquée et qui, sans elle, aurait compté un succès de plus.

Cet échec n'est pas certainement à sa charge; mais il met en lumière un genre d'inconvénients jusqu'ici peu étudiés et justifie cette conclusion que, si la nécessité de délivrer un calculeux devient impérieuse pendant l'existence d'une affection contagieuse ou épidémique, la taille offre plus d'avantages à cause de la rapidité du résultat.

Il nous reste encore à parler de quelques accidents moins fréquents et moins graves, qui, à certains égards, sont pour la lithotritie une entrave et parfois une véritable contre-indication. L'irritation, au lieu de se porter ou de s'étendre jusqu'à l'origine de l'appareil urinaire, se fixe aussi sur les glandes séminales ou sur des parties bien plus éloignées du théâtre de la maladie,

---

que l'inflammation de ces glandes avait débuté avec la fièvre et qu'elle est la cause habituelle de ces douleurs temporaires et sympathiques. Les reins étaient devenus, comme d'autres organes, un des lieux d'élection de la diathèse purulente, consécutive à l'éruption variolique.

telles que les articulations et le tissu cellulaire de diverses régions. L'*orchite* est le plus commun de ces accidents; deux de nos malades ont offert cette complication (3e et 6e observations); et si l'on ne tenait compte que de la bénignité de ces deux cas, on ne verrait en elle qu'une cause d'atermoiement et de prolongation dans la durée de l'écrasement. Cependant l'inflammation testiculaire, consécutive aux séances de lithotritie, ne disparaît pas toujours avec une aussi grande facilité, et nous avons eu l'occasion de recueillir l'histoire d'un calculeux chez lequel la phlegmasie, qui se déclara dans un seul des testicules, à la deuxième tentative, résista à tous les moyens thérapeutiques et se termina par la formation d'un abcès considérable au milieu des tubes séminifères. Quelque gravité qu'elle présente alors, cette lésion n'est pas à elle seule assez importante pour faire abandonner définitivement les manœuvres, quand elle survient dans le cours de l'opération. Mais si cet organe offrait des symptômes d'irritation chronique entretenus par des altérations plus profondes du col de la vessie, ainsi qu'il arrive souvent, le concours de ces deux complications, qui, chacune en particulier, n'apporterait qu'un obstacle médiocre au broiement d'un calcul, constituerait une circonstance tout à fait défavorable à cette méthode.

Les mouvements fluxionnaires qui envahissent les articulations après le cathétérisme, ne sont pas rares à la suite de l'introduction des instruments lithotriteurs. Des engorgements superficiels et prompts à se dissiper, se sont manifestés dans diverses articulations, chez notre premier et notre troisième malade. Sur un sujet dont l'observation détaillée sera rapportée plus tard, la lithotritie, quoique exécutée et terminée avec bonheur, s'est accompagnée d'une véritable arthrite au coude gauche, qui laissa une raideur et une gêne extrêmes dans les fonctions de cette jointure. Plusieurs auteurs ont signalé des faits de ce genre [1]. Mais on s'est en général peu préoccupé de leur influence eu égard à l'opportunité de la lithotripsie. Il est clair qu'il ne saurait être question de l'irritation des surfaces articulaires, con-

[1] Civiale; *loc. cit.*, pag. 162.

sidérée comme effet de celle-ci; non qu'elle soit sans dangers, surtout chez des individus scrofuleux; mais tant qu'on n'est pas prévenu de la probabilité de son apparition, elle ne peut peser sur les déterminations primitives du chirurgien. Postérieurement, elle exige plus de réserve dans l'exécution de l'opération. Mais si une affection rhumatismale ou goutteuse, si des traces de tumeur blanche existaient déjà chez un calculeux avant toute entreprise chirurgicale, ou si des symptômes de ces maladies éclataient bientôt après les premiers essais, peut-être conviendrait-il de recourir à la taille. Nous avouons, du reste, qu'ici l'expérience n'a pas encore prononcé, et que nous raisonnons en vue d'éventualités encore très-mal appréciées. C'est une règle de prudence que nous mettons en avant, moins qu'un précepte déduit de l'observation clinique, en attendant de nouveaux éclaircissements.

Nous en dirons autant de *certains abcès* qui se forment dans quelques parties, spécialement aux membres inférieurs, pendant la durée des maladies des voies génito-urinaires, surtout quand elles exigent des explorations internes et des manœuvres opératoires répétées. M. Civiale [1] en a cité plusieurs exemples; mais ces actes morbides qui trahissent des idiosyncrasies individuelles, sans manifestations préalables et sans caractères apparents, restent comme une source d'ennui dans l'application de la lithotritie, mais non comme un motif d'exclusion dans des conditions bien déterminées.

Nous avons passé en revue à peu près toutes les altérations locales susceptibles de constituer une contre-indication pour la lithotripsie. Nous aurions peut-être encore à mentionner certaines lésions organiques d'un ordre spécial, dont la coïncidence avec un calcul vésical, bien que très-rare, donne à la maladie une allure plus funeste que les précédentes. Mais les *fongus*, les *végétations*, le *cancer* de la vessie ont des tendances trop connues

---

[1] Civiale; *Traité des maladies des organes génito-urinaires*. Paris, 1837, 1re édit., tom. I, pag. 380.

pour que le corps étranger devienne l'objet d'un traitement entouré d'abord de difficultés matérielles souvent insurmontables, et toujours dangereux parce qu'il active la marche de ces productions nouvelles en portant atteinte à leur texture.

Les lithotomistes conseillent de n'employer, dans ces cas, que les secours indirects et palliatifs de la chirurgie. Les partisans de la lithotritie doivent-ils montrer plus de témérité; et, parce que l'habileté de certains d'entre eux a quelquefois éludé ces obstacles, sont-ils autorisés à trouver dans leur succès une règle de conduite digne d'être suivie? La possibilité d'un acte n'en implique pas la légitimité, et il faut savoir respecter les limites que la nature de certaines affections impose à notre initiative.

III. La lithotritie présente aux yeux de certains chirurgiens un tel cachet de simplicité, qu'elle dispense de tous ces soins minutieux, mais prévoyants, dont on est dans l'usage de faire précéder même les opérations de la moindre importance. MM. Heurteloup et Ségalas ne craignent pas d'avancer qu'il est indifférent d'y soumettre un malade, dès qu'on a la certitude de l'existence du corps étranger, après un voyage, au moment où il descend de voiture. Cet oubli des préceptes les plus élémentaires qui régissent la pratique commune, est déjà fort dangereux en ce qui concerne l'état des organes sur lesquels on est appelé à faire agir les instruments. M. Civiale n'a pas eu de peine à démontrer la nécessité des préparations topiques, et nous sommes certain que ses motifs ont été goûtés de tous les opérateurs éclairés. Pourquoi a-t-il circonscrit l'utilité de ces précautions dans le champ même des manœuvres à accomplir, et méconnu la valeur de celles qui se rattachent à l'état général de l'individu, au point d'écrire que cet état exerce peu d'influence sur l'exécution, parfois même sur le résultat de la lithotritie, quand celle-ci est bien faite et l'état local favorable[1]? Une pareille opinion est au moins étrange de la part d'un clinicien aussi expérimenté, et forme un contraste

---

[1] Civiale; *Traité historique*, etc., pag. 333.

assez inattendu avec les exemples d'une conduite entièrement opposée qu'il a consignés dans ses divers écrits.

Une fois acquises toutes les notions propres aux diverses conditions physiques ou vitales des organes génito-urinaires chez un calculeux, il faut aussi porter un regard investigateur sur l'ensemble de l'économie et interroger avec une attention scrupuleuse les manifestations de ses aptitudes et de ses sympathies. La présence d'un corps étranger dans la cavité vésicale, après en avoir plus ou moins altéré la structure ou les fonctions, excite dans l'organisme des désordres d'une intensité ordinairement proportionnée à celle de leur cause. D'abord dépendants de celle-ci au point d'en suivre les variations, eu égard à ses exacerbations et à ses décroissances, ils arrivent souvent à un degré tel, que les amendements de l'état local ne sauraient y apporter un peu de répit, tandis que ses recrudescences en exagèrent les dangers. Si l'on ne s'applique à le combattre directement, qu'a-t-on à espérer de soins limités au siége primitif du mal, et que n'a-t-on pas à redouter d'une aggravation de ce dernier, par l'effet des manœuvres des instruments? Quelque zèle qu'on y apporte, on n'arrive pas toujours à procurer un soulagement suffisant, et l'on se voit plus d'une fois forcé de pratiquer la taille chez des sujets épuisés de douleurs, débilités par les souffrances excessives et une fièvre continuelle, malgré le temps et les efforts infructueusement consacrés à calmer ces troubles si pénibles, et même après avoir éteint l'irritation d'une vessie racornie, enflammée ou simplement trop impressionnable, dans le but de faciliter des séances de lithotritie, moins intolérables pour cet organe que pour la sensibilité générale. Incapables de supporter un traitement qui se prolongerait, ces calculeux trouvent encore dans la cystotomie une ressource qui réussit chez eux au-delà de la proportion habituelle. La fièvre, le malaise, l'inquiétude, succèdent aussi quelquefois aux essais de broiement, et cet appareil symptomatique suit assez volontiers une marche intermittente, comme il arrive si souvent après un simple cathétérisme. S'il est vrai que presque toujours des ménagements et l'éloignement des manœuvres finissent par en amener la cessation, parce qu'ils ont leur point de départ dans les fatigues éprouvées par les parties, ils affectent aussi, chez certains malades, une telle violence, qu'il serait imprudent d'en provoquer le retour et qu'il est préférable de les délivrer par une opération plus expéditive.

Ces perturbations produites dans l'économie par la présence des corps étrangers et les tentatives d'écrasement, ont donc une importance réelle dans l'appréciation de l'opportunité de la lithotritie, et par elles-mêmes, indépendamment de l'état local et même avec des conditions satisfaisantes sous ce rapport, elles peuvent en exclure les applications. Mais les individus qui en réclament le secours subissent encore d'autres influences, ou apportent des dispositions dont le chirurgien doit surveiller avec sollicitude le caractère et les tendances. Dominés par les circonstances extérieures, ils sont exposés à contracter les diverses affections régnantes qui, suivant la nature spéciale de leur cause, ont le plus d'affinité avec leur manière d'être primitive ou actuelle. A cet égard, l'individu qu'on se dispose à lithotritier est dans la situation de tous ceux qui sont au moment de subir une opération sérieuse, et le chirurgien doit s'appliquer à prévenir des complications plus ou moins redoutables, et temporiser jusqu'à l'époque où il verra s'évanouir les probabilités ou les signes de leur manifestation. Nous ne pouvons entrer dans des détails qui n'ont rien d'ailleurs de plus particulièrement afférent à notre sujet. Mais personne ne contestera la nécessité d'atermoyer pendant l'existence d'une épidémie, d'une constitution médicale, d'une maladie contagieuse, à moins d'un de ces cas urgents tels qu'on en rencontre parfois. Ici la durée de l'opération doit être prise en grande considération, et si un retard devait être fatal, la cystotomie nous paraît mieux indiquée, parce que les maladies intercurrentes trouveraient plus de facilité à se développer pendant la prolongation d'un état pathologique auquel l'autre méthode ne remédie qu'après bien des vicissitudes.

L'examen de la constitution générale ne fournit pas moins de données utiles dans le choix du mode de traitement. La lithotripsie détermine assez fréquemment des congestions cérébrales de courte durée, mais qui, en se répétant, peuvent amener une désorganisation définitive de l'encéphale ; ou bien elle excite des affections gastriques de forme variable, mais tenaces, et qui se combinent aussi avec l'affection vermineuse, trop exclusivement regardée comme consécutive à la taille. Ces accidents, passagers la plupart du temps, ne s'élèveront-ils pas à un degré menaçant, chez les individus doués de l'aptitude malheureuse à les contracter à la moindre occasion ? Si le calcul et l'état des organes génito-urinaires n'exigent pas un trop grand nombre de séances, on arrive sans doute, sans grands inconvénients, à détruire le corps étranger. Mais, dans les circonstances opposées, il faut procéder avec plus de mesure et s'arrêter même dans une entreprise où les chances de leur apparition semblent se multiplier après chaque tentative. Si la lithotomie produit une commotion plus violente, elle n'entretient pas une disposition fâcheuse et n'excite pas à chaque instant des troubles qui s'exaspèrent par leur reproduction et leur continuité même.

D'autres conditions individuelles sont encore la source de difficultés majeures pour la lithotritie. Sans représenter un mode morbide bien tranché, elles favorisent l'explosion d'un ordre de phénomènes qui, par leur répétition, en usant les forces, aboutissent à une prostration extrême qui enlève toute espérance de réaction. Le tempérament nerveux, un défaut d'énergie morale, préparent ordinairement ces crises, qui éclatent à propos des moindres essais pratiqués sur les voies urinaires. Pour mieux montrer de quel poids elles peuvent peser sur les décisions à prendre, nous allons mettre en regard deux faits presque semblables, sous le rapport de l'âge du sujet, du volume du calcul et de l'état des voies urinaires, et dans lesquels la différence du traitement n'a eu d'autre raison que celle du degré différent d'excitabilité des deux opérés.

Observation X.

Calcul vésical chez un adolescent de 15 ans. — Faiblesse et irritabilité excessives du sujet. — Variole. — Urines purulentes. — Abcès du périnée. — Taille médiane. — Guérison.

Carabassa (Joseph-Fulcrand), de Lodève, berger, âgé de 15 ans, fut admis à l'Hôtel-Dieu Saint-Éloi le 3 février 1849. Ce jeune sujet, d'une constitution débile et d'un tempérament lymphatique, avait ressenti, dès l'âge de 7 ans, des douleurs dans les reins, qui s'irradiaient vers les bourses et s'accompagnaient, au moment de leur plus grande intensité, d'une rétraction des testicules vers les anneaux. Plus tard, il s'est déclaré un sentiment de pesanteur au périnée, puis du prurit au méat urinaire, et enfin une certaine difficulté dans l'émission des urines. Ces symptômes, après une aggravation croissante, avaient subitement disparu, lorsque, six mois avant son arrivée à Montpellier, ils ont repris une nouvelle intensité. Douleurs vives dans la profondeur du bassin, surtout après la marche ou un exercice accompagné de secousses; dysurie, quelquefois strangurie ou bien incontinence d'urine, interruption subite de son jet, avec impossibilité de le rétablir sans prendre une attitude particulière; changement dans la nature de ce liquide, qui s'est chargé de mucosités épaisses et même de pus : tels sont les phénomènes qui ont fait présumer que le malade était affecté de la pierre. Cet appareil se compliquait de phénomènes fébriles et nerveux. Pour donner au diagnostic la certitude convenable, M. le professeur Bouisson pratique le cathétérisme à diverses reprises, et chaque fois il obtient facilement la sensation d'un corps étranger au col de la vessie. Mais l'introduction de la sonde est toujours fort douloureuse et provoque des crises si pénibles, que le sujet est pris d'un spasme général toutes les fois qu'il est sur le point d'être soumis à cette exploration.

Quelques jours après son entrée, il fut atteint de variole. Traité dans la salle des fiévreux, il en avait traversé sans accident notable les diverses époques, quand, au moment de la dessication, il éprouva une violente strangurie. A deux reprises, on retira avec la sonde une énorme quantité de pus urineux, et il s'ensuivit une grande amélioration. Pendant la convalescence, un abcès se forma dans l'épaisseur du périnée et se termina par l'écoulement d'une masse prodigieuse de pus à l'extérieur et la mortification de la peau des bourses. Ces diverses complications avaient considérablement affaibli le malade; il était devenu plus impressionnable et plus sensible. L'idée du cathétérisme provoquait en lui une sorte de terreur, et dès qu'il s'agissait de le pratiquer, il était pris de tremblement, de sueurs froides, etc., etc. M. Bouisson ne pouvait raisonnablement tenter la lithotritie; il se décida à le tailler sans retard, et à cause de sa profonde débilitation il choisit la taille périnéale médiane, qui n'expose pas à l'hémorrhagie. L'opération, pratiquée le 30 avril 1849 pendant le sommeil anesthésique provoqué à l'aide de l'éther, permit de retirer trois calculs, dont un du volume d'un œuf de pigeon et deux autres très-petits. La guérison fut rapide et sans aucune suite fâcheuse[1].

---

[1] Cette observation a déjà été rapportée dans le *Traité de la méthode anesthésique* et dans le *Mémoire sur la taille médiane* de M. Bouisson.

Observation XI.

Calcul vésical chez un adolescent de 16 ans. État général satisfaisant. — Éthérisation. — Lithotritie. — Arrêt des fragments dans le canal de l'urètre.—Arthrite du coude gauche. — Guérison.

Aymes (Louis), de Bédarieux, âgé de 16 ans, doué d'un tempérament lymphatique, a présenté depuis sa douzième année les symptômes rationnels de la pierre, dont l'existence a été plusieurs fois constatée par le cathétérisme. D'après les renseignements qu'il nous donne, les souffrances locales n'ont jamais pris des proportions extrêmes, bien qu'à plusieurs reprises il ait rendu des caillots de sang et subi de véritables rétentions d'urine. Il n'a jamais éprouvé les effets d'une réaction générale bien intense; il a conservé son embonpoint ordinaire, il dort d'un sommeil tranquille, et ses fonctions digestives sont dans un excellent état. M. le professeur Alquié, ayant à son tour pratiqué le cathétérisme le 19 février 1851, reconnaît facilement le corps étranger; il ne rencontre aucun obstacle dans le canal de l'urètre ni dans la vessie, qui tolère parfaitement l'exploration et conserve l'injection à l'aide de laquelle elle avait été préalablement distendue. Considérant ce cas comme fort simple, ce chirurgien se décide à attaquer le calcul avec le percuteur de M. Heurteloup, modifié par M. Charrière.

Les deux premières séances, pendant lesquelles le malade est soumis aux inhalations d'éther, sont pratiquées le 26 et le 28 février, et donnent un résultat très-avantageux par rapport à la destruction du calcul. De nombreux fragments sont évacués, soit immédiatement après l'écrasement, soit dans le courant des journées suivantes. Mais plusieurs d'entre eux, trop volumineux pour franchir les parties rétrécies du canal, s'arrêtent, soit à la portion membraneuse, soit en arrière de la fosse naviculaire. Ces derniers sont extraits avec des pinces à longues branches; mais les autres exigent successivement l'emploi de la curette de Leroy, de la pince de Hunter, du lithoclaste à mors plats et de l'instrument de M. Dubowisky. Ces diverses manœuvres amènent un peu d'excitation générale et un écoulement mucoso-purulent par le méat. Mais ces accidents n'empêchent pas de faire une troisième séance le 3 mars, dans laquelle de nouveaux fragments sont encore broyés dans la vessie. L'expulsion des débris a lieu sans difficulté, et le malade ne présentait plus aucun symptôme pénible du côté de la vessie, quand, le 8, le coude gauche est envahi par une fluxion avec gonflement, rougeur à la peau, gêne et même impossibilité dans les mouvements. Le sujet n'avait jamais été atteint de rhumatisme ni de douleurs articulaires. Cependant cet état se calme lentement sous l'influence d'un traitement convenable; mais il reste dans la jointure une certaine raideur et de l'empâtement.

De nouvelles explorations ayant permis de s'assurer que la vessie était entièrement libre, Aymes sort de l'hôpital le 3 avril 1851.

Pour compléter notre étude des contre-indications de la lithotritie tirées de l'individualité du sujet, nous aurions encore à nous enquérir de celles qu'on est autorisé à rapporter à l'*âge* ou au *sexe*. Notre but n'est pas cependant d'y insister longuement, parce que cette question a perdu beaucoup de son importance. Nous passerons même sous silence les difficultés que les applications de la nouvelle méthode ont paru d'abord rencontrer chez la femme, les occasions de les vérifier étant beaucoup trop rares pour que nous ayons pu nous former une opinion personnelle fondée sur l'observation clinique. Pour la vieillesse, nous aurions à répéter à peu près tous les détails que nous avons exposés sur les engorgements de la prostate et la débilitation extrême qu'on remarque chez certains calculeux ; car c'est à un âge avancé que ces altérations se présentent avec le plus de fréquence. Reste donc l'enfance, sur laquelle nous dirons quelques mots à propos de ses rapports avec l'exécution du broiement de la pierre.

Quand il s'agit de la *lithotritie chez les enfants*, on ne manque jamais de mettre en avant la simplicité et les succès de la taille à cet âge, afin d'établir la supériorité de cette opération dans le traitement qu'ils sont appelés à subir pour cette maladie. Nous ne prétendons pas amoindrir ses brillants résultats. Mais si l'on remonte à leur véritable source, on ne tarde pas à reconnaître qu'ils sont dus à des circonstances également favorables à la lithotritie. Rarement, dans les premières années de la vie, on rencontre des cas extrêmement compliqués : les lésions organiques, l'excès de sensibilité, le défaut de contractilité, les irritations chroniques et invétérées, n'ont pas le temps de se manifester, à cause de la sollicitude des parents qui, tenue en éveil par les premières souffrances, invoque les secours de l'art avant que des accidents un peu notables se soient développés. Les impressions, moins profondes et plus fugitives, ne jettent pas une perturbation aussi énervante dans l'exercice des fonctions. Avec des conditions semblables, la tolérance de l'économie est assurée à toutes les opérations analogues; et tant qu'elle est possible, outre ses titres ordinaires aux préférences des chirurgiens, la lithotritie en puise un nouveau dans cette considération qu'elle n'est pas plus compromettante pour l'existence des enfants que la cystotomie [1].

Cependant tout le problème ne consiste pas dans la possibilité de l'exécution. Cette possibilité est actuellement incontestable, et ce qu'on a dit du défaut de rapport entre le volume des instruments et le diamètre du canal de l'urètre, n'a plus de valeur depuis l'invention des brise-pierre courbes de dimensions variables. Le corps étranger n'échappe pas plus chez eux aux recherches et à l'action de leurs branches, que chez l'adulte. Seulement, des difficultés provenant du caractère même de l'enfance et d'une certaine conformation des organes, entraînent, surtout pour les suites de l'opération, des inconvénients spéciaux qui en réduisent le champ d'application.

Pour accomplir avec fruit et sécurité les manœuvres qui doivent amener les calculs entre les mors du lithotriteur et favoriser leur division, il faut que l'opérateur puisse compter sur le concours du malade, c'est-à-dire, sur une patience et une immobilité complètes. Une intelligence assez développée est indispensable pour comprendre la nécessité de ces conditions, et de là vient que les enfants, peu éclairés sur leur importance, se livrent à d'incroyables efforts pour se soustraire à des tentatives incommodes ou douloureuses. Ainsi, leur indocilité les expose à des accidents dont la réalisation est en raison du nombre des séances. Si donc le volume de la pierre ne donne pas la certitude d'une délivrance rapide, si le jeune malade montre une agitation extrême dans les premiers essais, on aura recours à la taille, avec d'autant plus d'empressement qu'on n'a à redouter d'elle des chances plus fâcheuses. Comprimer par la force des déplacements désordonnés et intempestifs, ce serait imposer une contrainte intolérable, sans rester à l'abri de la déchirure des parties profondes; et les sup-

---

[1] Chrestien; *De la lithotritie chez les enfants.*

primer en plongeant les sujets dans le sommeil anesthésique, ce serait se préparer des contre-temps d'une nature encore plus grave. Si nous ne consultions que les faits dont nous avons été témoin, nous serions peut-être moins explicite ; mais, quoique le succès ne leur ait pas fait défaut, nous ne voyons dans les suivants que d'heureuses exceptions qu'il y aurait trop de périls à prendre pour modèle.

Observation XII.

Calcul vésical chez un enfant de 5 ans. — Lithotritie; chloroformisation. — Guérison après la première séance.

Un enfant de 5 ans, du nom de Pétris, est conduit dans le service du professeur Serre, à l'Hôtel-Dieu Saint-Éloi, le 22 mai 1848. Depuis deux ans il présente tous les signes rationnels de la pierre, et son médecin a reconnu la présence d'un calcul de la vessie par le cathétérisme. Le sujet est actuellement souffrant et inquiet, surtout fort indocile. M. Serre, ayant introduit une sonde, rencontre aussi facilement le calcul, quoique le jeune malade s'agite et expulse ses urines pendant l'exploration. Après quelques jours de préparation, une première séance de lithotritie est essayée le 26. Mais à peine l'injection est-elle arrivée dans la vessie qu'elle est rendue en grande partie, par l'effet des mouvements violents et des efforts que fait le sujet pour s'opposer à l'introduction de l'instrument. Du chloroforme est administré. Au bout d'une minute et demie, résolution complète, qui est entretenue par l'inhalation intermittente de l'agent anesthésique. Les manœuvres deviennent dès-lors très-faciles ; la pierre est saisie et broyée à cinq ou six reprises pendant trois minutes, au bout desquelles le lithotriteur est retiré.

Dans la journée même, le malade se livre aux jeux de son âge ; il n'a pas depuis longtemps éprouvé un aussi grand bien-être, et il rend, ainsi que les deux jours suivants, une assez grande quantité de fragments sans trop de douleurs, sauf le dernier, qui était le plus gros.

Le 29, nouvelle séance. Chloroformisation avec les mêmes précautions. Les recherches les plus minutieuses ne font rencontrer aucun débris de calcul ; mais on a une certaine peine à dissiper les effets du chloroforme, qui avaient été plus profonds que la première fois. Du reste, il continue à jouir du plus grand calme pendant le reste du jour. Expulsion facile d'urines claires et limpides, absence de souffrances du côté de la vessie.

Le 2 juin, une nouvelle exploration est encore sans résultats, et le jeune malade sort entièrement guéri le lendemain.

Observation XIII.

Calcul vésical chez un enfant de 3 ans.—Lithotritie ; chloroformisation.—Guérison après cinq séances.

Fray (César), de Sommières , âgé de 3 ans , est atteint de la pierre depuis la fin de sa première année ; mais les symptômes de cette maladie n'ont été bien évidents qu'après la deuxième, et depuis deux mois environ ils sont devenus plus intenses. Les principaux ont été des douleurs violentes à la région hypogastrique, l'expulsion de quelques graviers, des urines épaisses et parfois mélangées de sang et de pus. Le 30 mai 1848, le professeur Serre s'assure de l'existence d'un calcul vésical ; mais avant d'entreprendre aucun traitement chirurgical, il veut écarter les complications qui existent du côté des voies urinaires. (6 sangsues à la région hypogastrique ; frictions avec pommade camphrée et belladonée ; bains ; lavements purgatifs.) L'enfant se trouvant soulagé, la lithotritie est pratiquée le 21 juin.

A cause d'une certaine indocilité et d'un reste d'irritation dans la vessie, le professeur Serre croit devoir administrer le chloroforme. Après une minute d'inhalation , la résolution des muscles est complète. La pierre, difficile à fixer, est enfin saisie et broyée à diverses reprises. Dans la journée, douleurs qui se calment à la suite de l'expulsion de quelques débris.

Le 24, nouvelle séance. Inhalation de chloroforme pendant une minute et demie : congestion légère à la face; évacuation involontaire d'une certaine quantité de matières fécales et d'injection. Durée de l'opération, huit minutes. Le lithotriteur agit efficacement sur la pierre, qui est encore assez difficile à trouver.

Le lendemain, expulsion d'une foule de fragments ; calme presque complet : l'enfant joue dans les salles.

Le 27, nouvelle expulsion de fragments, qui est précédée et suivie de souffrances plus vives.

28, troisième séance, avec les mêmes circonstances. Dans la journée, d'autres débris sont éliminés avec les urines.

M. Serre traite ensuite le jeune malade en ville. Deux autres séances, d'après les renseignements qu'il veut bien nous communiquer, ont suffi pour le délivrer entièrement et sans aucune complication majeure.

Si l'indocilité excessive des enfants est une contre-indication de la lithotritie, quand le calcul est d'un volume qui rend nécessaire la reproduction trop fréquente des manœuvres, cet excès de dimensions du corps étranger est surtout très-défavorable pour l'élimination des débris. Le col de la vessie et la portion prostatique du canal de l'urètre sont, chez eux, assez évasés ; les fragments y ont facilement accès. Mais leur accumulation dans ce point déjoue presque toutes les tentatives d'extraction, de répulsion, d'écrasement sur place, et devient, ainsi que nous avons pu l'observer, une cause d'aggravation pour d'autres maladies préexistantes qui, tolérées jusqu'alors, entraînent la mort par ce redoublement d'intensité.

Observation XIV.

Calcul vésical chez un enfant de 3 ans et demi. — Lithotritie. — Arrêt des fragments dans le canal de l'urètre. — Mort. — Altérations considérables des reins.

Castella (Antonin), de Pézenas (Hérault), fut apporté à l'Hôtel-Dieu Saint-Éloi vers la fin du mois d'avril 1849. Depuis l'époque de sa naissance à peu près, il avait souffert du côté de la vessie et présenté dans l'émission des urines des troubles assez caractéristiques ; mais ce liquide n'avait pas encore offert de modifications, et la région des lombes n'avait été jamais le siége d'aucune douleur. Du reste, l'état général était dans d'excellentes conditions. Le cathétérisme, pratiqué à plusieurs reprises, donna constamment la sensation d'un corps étranger volumineux. La lithotritie fut cependant pratiquée. Pour faciliter l'introduction de l'instrument, il fut nécessaire de diviser le prépuce sur la région dorsale du gland et de débrider le méat. L'écartement des branches, une fois le calcul saisi et fixé, mesurait une étendue de 3 centimètres. Cependant la pierre céda à leur action, et dans trois séances, qui eurent lieu le 4, le 10 et le 14 mai, sa division donna lieu à la production d'un très-grand nombre de débris. Les uns furent expulsés avec facilité ; d'autres, trop volumineux pour traverser toutes les parties du canal de l'urètre, s'arrêtèrent en arrière de la fosse naviculaire, d'où ils furent extraits, ou au niveau de la portion membraneuse, d'où ils furent repoussés jusque dans la vessie. Mais ces manœuvres, ainsi que celles de la lithotritie proprement dite, la peine extrême et les douleurs qu'éprouvait le sujet pour rejeter ses urines, amenèrent à plusieurs reprises la fièvre, la diarrhée et un état de débilitation assez marqué.

Il se remit néanmoins sous l'influence d'un traitement convenable, et après une quatrième séance, qui eut lieu le 25 mai, il ressentit un malaise moins grand ; seulement il ne rendit pas le moindre fragment, bien que la sonde en rencontrât une foule au niveau du col. Une nouvelle séance, pratiquée le 1er juin, fut également bien supportée ; mais il n'expulsa pas davantage de débris. Dès ce moment, une fièvre violente éclata ; il y eut impossibilité complète d'évacuer l'urine ; la sonde ne pouvait même pas pénétrer profondément dans la vessie : arrivée au niveau du col, elle s'engageait au milieu d'un amas de fragments qui l'empêchaient de progresser. Des symptômes graves, tels qu'un amaigrissement rapide, une inquiétude générale, la fréquence et la petitesse extrêmes du pouls, le gonflement de la jambe et du bras droits, la tuméfaction des bourses, etc., annoncèrent une fin prochaine. La mort eut lieu le 7 juin.

Autopsie.—A l'ouverture de l'abdomen, on ne rencontra aucune inflammation du péritoine à la région hypogastrique, mais la vessie était énormément distendue ; les uretères, très-dilatés, avaient le volume de de l'intestin grêle; les reins, lobulés et hypertrophiés, surtout le droit, dépassaient les dimensions de ceux d'un adulte ; sur le gauche, le péritoine était recouvert de quelques fausses membranes. Fortement hyperémiés et mollasses, à l'intérieur comme à l'extérieur, ils contenaient du pus rassemblé en plusieurs foyers. Les calices, les bassinets et les uretères mêmes en renfermaient aussi une certaine quantité.—La cavité de la vessie était occupée par 5 ou 6 onces d'urine purulente. Ses parois étaient épaissies et rougeâtres, mais sa muqueuse était saine. Un fragment, représentant environ la moitié du volume du calcul primitif, s'y trouvait encore; un autre, gros comme une petite noisette, était engagé dans le col, qu'il obstruait complétement; mais il y en avait, en outre, une foule de plus petits qui étaient accumulés dans les portions prostatique et membraneuse de l'urètre, dilatées et formant comme une espèce de poche longue d'un pouce et se terminant en arrière du bulbe. La muqueuse était injectée, mais non ulcérée; point d'infiltration d'urine; le tissu cellulaire environnant était feutré et imbibé de lymphe plastique. Les ganglions mésentériques étaient engorgés.

Nous voyons ici dans tout leur jour les désavantages de la disposition infundibuliforme du col de la vessie dans l'enfance. L'engagement précipité et l'agglomération des débris sont surtout inévitables quand ils sont nombreux, par suite du volume excessif du calcul; en conséquence, il doit être apprécié avec toute l'exactitude possible, avant de commencer une opération qui a pour effet d'amener un encombrement du canal de l'urètre. Celui-ci ne constitue pas, du reste, une simple contrariété, car, indépendamment de la difficulté d'y mettre un terme, il est, pour les fonctions et la structure des organes, le point de départ de désordres multiples et profonds. Les lésions que nous avons découvertes dans l'appareil de la sécrétion urinaire, n'étaient pas toutes récentes ; mais elles ont, à coup sûr, reçu une impulsion désastreuse, de la part des obstacles matériels qui sont résultés pour l'expulsion des urines, du séjour de ces fragments dans le conduit qu'elles ont à parcourir. Ces altérations étaient, nous en convenons, loin de pouvoir être même soupçonnées, soit à cause de leur caractère insidieux habituel, soit même à cause de l'âge du sujet ; mais, bien que peu communes, il est bon de les ranger au nombre des éventualités qu'il faut appréhender, quand les autres conditions semblent déjà diminuer les chances heureuses de la lithotritie chez un enfant.

Pour résumer en quelques mots les idées développées dans ce mémoire, nous dirons que les principales contre-indications de la lithotritie proviennent surtout, au moment où nous écrivons, de l'état des organes génito-urinaires. Les lésions dont elles sont le siége engendrent des difficultés de divers genres qui, suivant leur nature, leur degré et leur combinaison, dépouillent cette méthode de ses avantages, par les inconvénients qu'elles apportent dans son exécution et ses résultats. L'état général, certains âges, n'en sont pas également dépourvus. Elle a donc encore bien des progrès à réaliser ; mais nous sommes convaincu que c'est moins dans le perfectionnement de l'appareil instrumental, que dans l'art de discerner l'opportunité de ses applications, qu'elle doit chercher l'accroissement de ses succès. Certes, des inventions mécaniques nouvelles, telles que celles qui permettraient d'effectuer la pulvérisation du calcul en un nombre très-limité de séances, ne seraient pas sans effet, même pour la simplification d'un certain ordre de complications et d'accidents. Mais si l'on a bien compris ce que nous avons dit de l'influence des manœuvres de broiement les plus habiles et les plus simples sur quelques altérations locales ou générales, on doit convenir que l'extension future de la lithotritie ne dépend pas uniquement de cette découverte.

(Extrait du MONTPELLIER MÉDICAL.)

Montpellier. — Typ. de BOEHM.

www.ingramcontent.com/pod-product-compliance
Ingram Content Group UK Ltd.
Pitfield, Milton Keynes, MK11 3LW, UK
UKHW021221230726
13926UKWH00003B/1165